矫正牙齿前的困惑

Confusions before Orthodontic Treatment

115个需要知道的问题

115 Questions to Know

袁 峰 主 编

王 琦 副主编

连家欣 插 画

U0225603

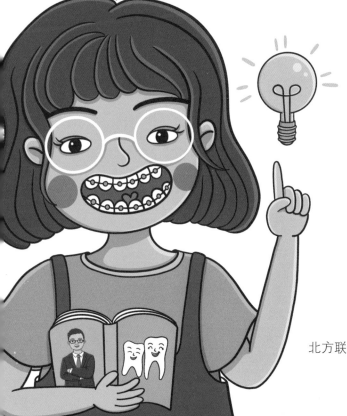

北方联合出版传媒（集团）股份有限公司

辽宁科学技术出版社

沈 阳

图文编辑

刘　菲　刘　娜　康　鹤　肖　艳　王静雅　纪凤薇　刘玉卿　张　浩　曹　勇　杨　洋

图书在版编目（CIP）数据

矫正牙齿前的困惑 / 袁峰主编. —沈阳：辽宁科学技术出版社，2022.7

ISBN 978-7-5591-2458-6

Ⅰ.①矫… Ⅱ.①袁… Ⅲ.①口腔正畸学－普及读物 Ⅳ.①R783.5-49

中国版本图书馆CIP数据核字（2022）第060078号

出版发行：辽宁科学技术出版社
　　　　　（地址：沈阳市和平区十一纬路25号　邮编：110003）
印 刷 者：凸版艺彩（东莞）印刷有限公司
经 销 者：各地新华书店
幅面尺寸：170mm×240mm
印　　张：10.75
字　　数：220千字
出版时间：2022年7月第1版
印刷时间：2022年7月第1次印刷
策划编辑：陈　刚
责任编辑：杨晓宇　殷　欣　苏　阳　金　烁　张丹婷
封面设计：连家欣
版式设计：王　琦
责任校对：李　霞

书　　号：ISBN 978-7-5591-2458-6
定　　价：59.80元

投稿热线：024-23280336
邮购热线：024-23280336
E-mail:cyclonechen@126.com
http://www.lnkj.com.cn

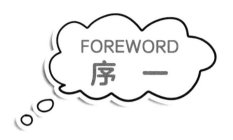

FOREWORD

序 一

很高兴有机会为袁峰医生这本书写序。

位于美国马萨诸塞州剑桥市的哈佛Forsyth口腔研究院是创建于1910年的全球第一家儿童口腔医院,也是现代口腔科学研究创新的"领军者"。自1955年1月,哈佛Forsyth口腔研究院成为哈佛大学医学院隶属机构。在过去111年中,哈佛Forsyth口腔研究院致力于儿童口腔疾病预防和治疗相关的临床、科研和技术转化工作,被美国国立卫生研究院(NIH)评为口腔科学和技术发展最高贡献者的单位。哈佛Forsyth口腔研究院科研成果包括氟化物抗龋、治疗龋病与牙周病的杀菌消炎药物以及对儿童牙列不齐的预防与治疗的理念和方案。

如果说20世纪的口腔医学是以修复为主导的,那么21世纪是属于数字化口腔医学的。近20年来,随着医学技术,尤其是CBCT、基因检测、口内扫描的发展,起源于哈佛Forsyth口腔研究院的儿童牙颌面发育理念被越来越深入地关注。越来越多的长期证据显示在替牙期之前的诸多因素已经会影响牙齿生长发育,许多对治疗方法的长期评估也证实了早期正畸治疗的安全性、有效性和必要性。

袁峰医生把过去几十年的研究以及近10年最新的研究成果以一种通俗易懂的形式介绍给广大读者。这本正畸专业的科普书籍为儿童牙列不齐的预防和治疗提供了诸多有价值的信息。我曾经在4年前造访过袁峰医生在上海的高品质的正畸诊所,并探讨过如何让更多的国内儿童在口腔医学的发展中受益。我很高兴看到袁峰医生通过本书的出版为国内正畸学的发展做出了重大贡献。我相信这本书能让新一代国内正畸医生有更加开放的心态，更好地与国际接轨，更好地服务于国内儿童。
我也祝愿更多的孩子和家长能够读到本书，并从中受益！

施文元

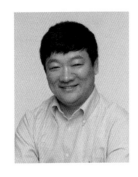

施文元

1992年毕业于美国威斯康星大学麦迪逊分校遗传系，获博士学位。

美国哈佛Forsyth口腔研究院院长。

美国加州大学洛杉矶分校（UCLA）牙学院口腔生物学系主任、教授。

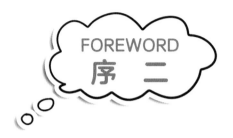

FOREWORD
序 二

　　新年之际，收到袁峰医生发给我的本书定稿，请我为之写序，我顿时有点儿诚惶诚恐。我不是正畸专业人士，虽然这几年投入了很多的时间和精力，但诚觉正畸专业浩大，技术进步很快。如果不是专业人士，长时间投入也实在很难理解其中的实质。仔细翻读之后，非常惊讶地发现，原来深奥的专业知识可以被袁峰医生说得如此通俗易懂，即便我这个门外汉，也可以把其中的原理、问题理解清楚。

　　有意思的是，本书改变了我对国内新一代口腔医生的解读。我从小在中美两国长大，深觉两国文化差异巨大。我认为，一位好的科普学者是把复杂的科学问题往简单了说；但有些科普书籍，用复杂的专业理论去详细地解释一个问题，这对于没有专业理论基础的读者来说，读起来是费力的。我曾觉得在短期内，不会有很大改变。但本书改变了我的看法。有越来越多的国内学者开始用朴实简单的语言将他们的知识和观点向百姓传播，这正是伟大时代进步的标志，不仅学术界在进步，百姓的知识水平也在进步，两者的联系越来越紧密，百姓的文化水平和知识层次在提高，这也是我们伟大祖国的核心竞争力所在。

　　另外，感慨的是袁峰医生有这个勇气。无论在欧美，还是在国内，专业知识上的差距，使患者和医务人员之间存在巨大的信息不平等。一方面，这样的信息壁垒保护了医生的专业诊疗工作；另一方面，不可避免地让许多人对应有的治疗望而却步。我非常感慨袁峰医生能主动去消除这些信息不平等，虽说去除这些信息壁垒相当于去除了医生的保护伞，但客观上能给百姓带来更好、更合理的治疗，在这方面，袁峰医生无疑是时代的先行者。

恭喜袁峰医生！希望国内的口腔事业越来越好，希望更多人的生活能从"齿"更好！

冯岱

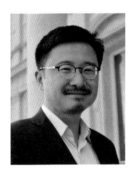

冯岱

1997年毕业于美国哈佛大学，获工程学士学位。
松柏投资联合创始人、董事总经理。
美国哈佛Forsyth口腔研究院董事。
时代天使董事会董事长。

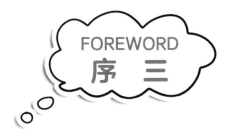

恭喜袁峰医生写出了这么精彩的一本书！

这可能是我看到的第一本面向大众的中文正畸专业书籍。在美国加州大学洛杉矶分校（UCLA）和哈佛大学，也会有类似的指引或者问答；医生也会给患者提供许多书面文件，来告诉他们需要做什么、不能做什么、治疗中发生的问题该怎么处理。但像这么详细和正式的书籍，我在国内是第一次看到。基本上，本书覆盖了在美国执业中会提供给患者的大部分信息。

平心而论，写这样一本科普类的书籍对于作者是非常具有挑战性的。一方面，写的东西必须要对，否则会招来同行的质疑；另一方面，写的东西要通俗易懂，否则读者读不明白就失去了意义。这两者是非常难平衡的，我的个人经验是，要么是医生觉得写得很清楚了，读者们不买账；要么是语言很朴实，但是同行觉得说得片面了。

本书是恰到好处的，专业性、准确性和易读性的平衡做得非常出色。这一方面得益于袁峰医生的专业能力，另一方面也得益于他这么多年在民营口腔行业浸润，对患者有深刻的理解、对沟通有深刻的认识。我想，本书可以很好地推动国内口腔正畸的发展。在美国，口腔正畸学已经发展了100多年，独立的正畸门诊出现也有100多年了。基本上，美国的中薪阶层都经历过正畸，一口整齐的牙齿在美国是一种富裕的象征。因此，这类知识已经在美国社会口口相传，很多患者来我这里，会说"哦，我的母亲就在这里做的正畸……"在这种情况下，患者是很容易消除恐惧感的。相反，在国内，我看到的情况是，大部分患者在进入门诊前，对这个治疗是不了解的，这就需要医务团队做大量的沟通工作。有了本书，患者进门前就能充分消除恐惧感，带着喜悦的心情开始治疗，能给患者带来更好的体验和治疗效果。

　　感谢袁峰医生写的这本书，希望读者能通过本书认识袁峰医生，认识口腔正畸！

Kang Ting

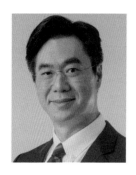

Kang Ting教授

1994年毕业于美国哈佛大学牙学院，获博士学位。

美国哈佛Forsyth口腔研究院教授。

曾任美国加州大学洛杉矶分校（UCLA）牙学院生长发育和正畸系主任。

曾获美国哈佛大学牙学院Magna cum laude奖、Moorrees奖、美国正畸协会（AAO）生物医学研究奖、学术评议研究奖、AAO Willie and Earl Shepherd纪念奖等。

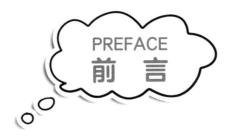

PREFACE
前言

为什么要写这本书?

我是一名正畸医生,1999年大学毕业后,一直在和牙齿打交道。齐美矫正每年要新接4000多位正畸患者,从成立到现在已累计接诊几万例的正畸患者。这其中,难度极大的、不可思议的、发生概率极低的各种疑难案例,我都遇到过。各种不同性格、不同诉求的患者,我也都接待过。我其实很喜欢在临床一线和患者在一起的,我觉得这种临床经历是值得的、有价值的。但从我现在的临床时间来讲,给患者制订矫正方案和会诊,只占我临床时间的40%。

那另外60%的临床时间我在做什么呢?其实都是在给患者做科普。有时候方案出来了,患者需要拔4颗牙,这时患者就会问:"为什么要拔健康的牙齿?能不能不拔牙?"大量的这种问题就抛过来了。所以我在临床上,大量的时间,还是在给患者答疑解惑。但是从某种程度来讲,这其实不是有效的临床时间。我希望更多的时间,可以用在订方案、选治疗方向、会诊、处理复杂的临床问题上。希望简单的、基础性的科普问题,患者在进诊所前,就已经能了解到,所以我决定写一本科普小书。

2006年硕士毕业后,我来到上海,当时在一家私立连锁齿科工作。记得很清楚,那时有一位新加坡籍的小患者要做牙齿矫正,方案要拔4颗牙,家长就说:"行吧,那就拔4颗牙。"然后小患者的父亲就坐在门口的休息区看报纸,等待。这时旁边另一位小朋友的外婆就问这位父亲:"你女儿在里面拔牙,你怎么不进去看看?"这位父亲说:"医生在操作,我没什么需要看的。"这位外婆又问:"你小孩在拔牙,你就不担心吗?"父亲说:"我没什么可担心的,我小时候也矫正过牙齿，也拔过牙。"一问才知道，原来这位父亲于20世纪80年代在新加坡就做过牙齿矫正，也拔过牙。这一类小患者被称为"矫正二代"，家长对正畸的认知就非常高了，根本不纠结了。但是在国内，近20年几乎都是"矫正一代"，不理解是很正常的。反观美国，已经是"矫正四代""矫正五代"了。所以我一直说，咱们国内现在大部分的正畸医生都很辛苦，一直在给患者做科普。也许再过20年，国内也有"矫正二代"，基础认知提高了，就不用花这么多时间做科普了。这就是促使我编写本书的主要原因，把一些基础性的问题罗列出来，节省医生的时间，形成有效沟通。

还有一个原因就是现在新媒体行业发展得很快，催生了一系列的网红、博主。他们有的不是医生，有的是牙医但不是正畸医生，所以导致科普的内容形形色色、泥沙俱下。提供的知识偶有错误，举一个例子，关于水牙线。一次我与某国际知名品牌的亚太区市场总监交谈后了解到，之前他们品牌的牙刷、牙膏的市场份额一直是在缓步增长。但是近两年，在国外并不好卖的冲牙器的销量，竟然在国内呈爆发式增长，几乎全世界2/3以上的冲牙器都卖到了国内。他们很疑惑为什么中国人这么喜欢用冲牙器？调查后才知道原来是国内的网红"科普"，带动了大量的消费行为，好似用了冲牙器就不用刷牙，不用看牙医了。专业牙医的知识系统里，使用牙线和刷牙才是主要护理手段，漱口水和冲牙器只是辅助护理手段。冲牙器是不能替代牙线的，更不能替代刷牙。但是架不住国内的网红经济催生了一波"科普"，当然这里的科普是要打引号的。所以，我想把正确的科普用纸质的形式呈现出来，起到正确的引导作用。

另外，我很久前就开始构思，但是很难落笔。因为正畸和别的学科不一样，正畸是科学和艺术的统一，是和美相关的学科，很难有公认的金标准和临床路径。直至今日在正畸界，依然存在各种不同学派，有些观点甚至差异巨大。所以，不仅患者，初学正畸的医生也会非常迷茫，为什么几位大教授的观点完全相反，这就是正畸这一学科的特点，因此我迟迟没敢动笔。但是后来我想，可以把争论不强烈的、能够大体形成共识的观点先写下来。即便这样，我写的时候也是忐忑的。因为不同学派、有不同观点的同行，肯定能从我的书里挑出有歧义、不严谨的话语。我仅从这些年的经验积累、访问研习、阅读学习中提炼总结，欢迎同行和患者"拍砖"！

编写本书时，其实也受到了以色列历史学家尤瓦尔·赫拉利写的《人类简史：从动物到上帝》的影响。这本书颠覆了整个历史学界，饱受争议，但不影响他形成自己的理论基础和知识体系。里面和人体医学相关的部分，我觉得大部分还是经得起论证的，我也引用了这本书里面的部分概念和观点——人类进化、基因突变、人类演化、颌骨和牙齿的配比问题。所以，我的这本书从两个维度出发：时间轴上，以物种起源、种族演化为开端，让读者以发散性的思维来了解牙齿；空间轴上，介绍了世界各国牙齿矫正的发展史，让读者了解牙齿矫正的发展路径。

整个写作过程中，我把一些模棱两可、在学术上有争议的部分全部删除了。从而使观点更清晰、更单一，直接抛出"干货"，让读者可以快速掌握。我也尽量让文字精简，是为了照顾现在快餐式、碎片式的阅读方式，部分论点可能会不够全面，望同行海涵。同时也请了一位插画师，是我的一位牙套患者，把主要的知识点用插画形式表现出来，图文结合，便于大家更好地理解。

希望大家可以在轻松、有趣的氛围中阅读此书，也当作是一种消遣的方式吧！

在本书的创作中，感谢齐美矫正的王琦女士的辛勤努力！感谢插画师连家欣女士的创意，让本书增色不少！也感谢齐美矫正多位同事的鼓励和支持！非常感谢辽宁科学技术出版社陈刚先生的积极努力，让此书可以顺利出版！

最后感谢我的家人一直以来默默的支持！

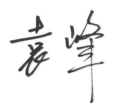

2022年3月15日

CONTENTS
目 录

CHAPTER 第 1 章　人类的颌骨和牙齿的起源与发展

CHAPTER 第 2 章　现代正畸的起源与发展

CHAPTER 第 **3** 章　各国的正畸比例与现状

CHAPTER 第 **4** 章　牙齿矫正：成人篇

CHAPTER 第 5 章 牙齿矫正：儿童及少年篇

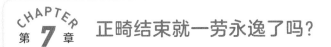

CHAPTER 第 6 章　一些被"妖魔化"的正畸副作用

CHAPTER 第 7 章　正畸结束就一劳永逸了吗?

CHAPTER 第 8 章　日常口腔清洁与维护

CHAPTER 第 9 章　正畸医生经常被问到的问题

CHAPTER 第 10 章　知识"加餐"

CHAPTER

第 *1* 章

人类的颌骨和牙齿的
起源与发展

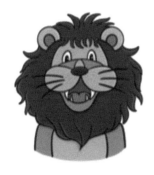

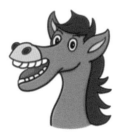

1. 根据物种起源，各个物种间的牙齿结构有区别吗？

当然有很大区别，这取决于它们生长环境的差异。

进化论的奠基人达尔文在南美考察时，发现一个群岛间的各个小岛上的鸟嘴形状不一。为什么不一样？因为各个小岛上的植物是不一样的，吃坚果的鸟嘴又短又大又坚硬；吃细长植物的鸟嘴就又长又尖又细。随后，达尔文提出了物种筛选机制，环境是造成机体结构差异的最主要原因，正所谓"物竞天择，适者生存"。

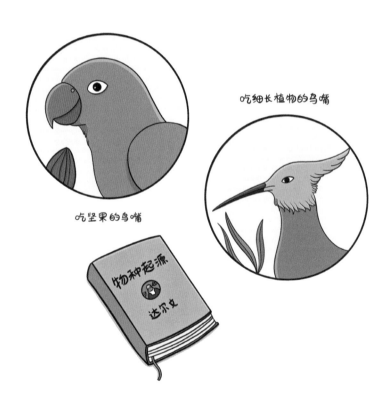

吃细长植物的鸟嘴

吃坚果的鸟嘴

物种起源

达尔文

在自然环境下，牙齿是否健康直接决定了生物的生死与存亡，牙齿一旦被损坏，食肉者无法撕咬肉类，食草者无法咀嚼草茎，很快就会被饿死。所以牙齿是各物种赖以生存的核心器官之一，甚至是决定生死的"武器"。牙齿的差异定义了种群特征，比如马吃草、狮子吃肉。所以，种群区别在哪里？不在于肢体或皮毛的差异，更多地在于牙齿结构的不同。

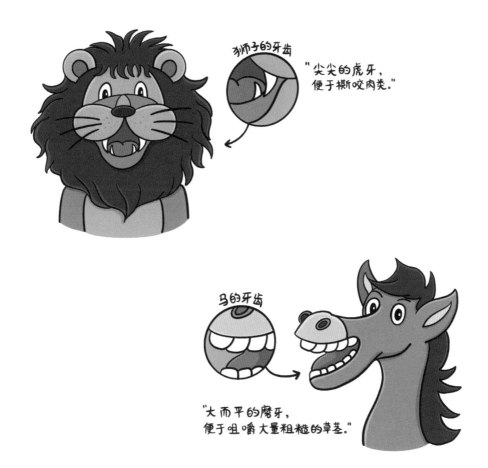

狮子的牙齿

"尖尖的虎牙，便于撕咬肉类。"

马的牙齿

"大而平的磨牙，便于咀嚼大量粗糙的草茎。"

2. 不同食性的哺乳动物牙齿结构有哪些不同，你了解吗？

食肉动物的牙齿结构

食肉动物都有尖利的牙齿和强有力的下颌骨，尖牙长而锐利，上下咀嚼时可以轻易刺穿又硬又厚的皮毛，并撕裂骨肉。它们的磨牙很小、很尖锐，食物无须在口腔内磨碎，直接吞咽，然后在胃肠内慢慢消化。战斗、咆哮时露出尖尖的、长长的"虎牙"也彰显着它们的威严。

食草动物的牙齿结构

食草动物都有20～24颗平而大的磨牙，需要通过反复左右咀嚼把食物磨碎，再混合有大量消化酶的口水，送进胃里才能消化。食草动物为什么不吞食？因为草的能量密度低，需要把草磨到足够细，才能把草中的能量提取出来。食物结构不一样造成肠胃结构不一样，肠胃结构不一样造成牙齿的进化状态不一样。切牙、尖牙、前磨牙和后磨牙，每种哺乳动物都有这几种牙齿，但是作用不一，形态差异很大。

扫二维码，发现更多精彩！
主编袁峰医生完整讲解视频分享！

杂食动物的牙齿结构

杂食动物如人类，向来荤素都吃，所以既有尖牙又有磨牙，还有4对大门牙（切牙），这些不同种类的牙齿在口腔中整齐排列，分工明确又相互配合。

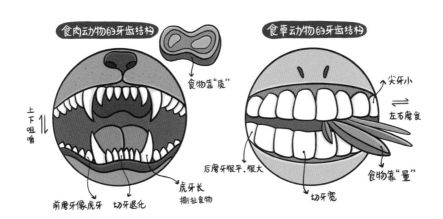

食肉动物的牙齿结构

上下咀嚼

食物靠"质"

前磨牙像虎牙　切牙退化　虎牙长撕拉食物

食草动物的牙齿结构

尖牙小　左右磨食

后磨牙很平、很大　切牙宽

食物靠"量"

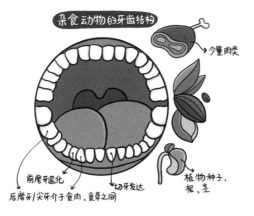

杂食动物的牙齿结构

少量肉类

前磨牙退化　后磨牙/尖牙介于食肉、食草之间　切牙发达　植物种子、根、茎

Tips:
狮子咬物是下颌骨上下移动，垂直咬。马吃草是下颌骨左右反复移动来研磨咀嚼。

3. 为什么有的人会先天缺失前磨牙?

人类的切牙是所有生物里最发达的，尖牙需要撕扯肉类食物，磨牙需要研磨蔬菜类食物，但是前磨牙几乎没什么用。从人类的进化角度来讲，前磨牙是趋于退化的，人类学会耕种之后，饥饿状态在减少，食物的单位能量密度不断提高。从整个生物学来讲，人类的前磨牙是最小的，食物越来越精细后，前磨牙先天缺失的情况也就越来越常见了。

Tips:
许多人会先天缺失上下颌个别前磨牙或下切牙，这也是正畸拔牙的主要牙位。

各物种的牙齿功能、咀嚼方式和消化道的差异

种类	切牙	尖牙	前磨牙	后磨牙	咀嚼方式	消化道
食肉动物	弱	非常强	像尖牙	弱	上下咀嚼	短
食草动物	较强	弱	像磨牙	非常强	左右咀嚼	长
杂食动物	非常强	弱	弱	强	上下咀嚼为辅 左右咀嚼为主	介于食肉和食草之间

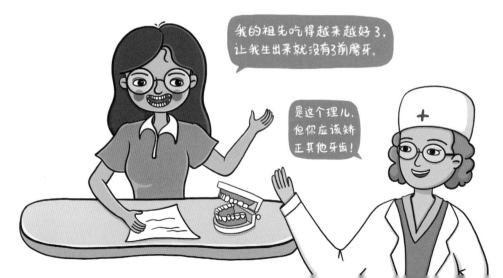

4. 不同人种间的牙齿会不一样吗?

当然不一样。牙齿形态不一样,牙弓形态也不一样。

首先要从生物分类学说起,通常分为7个主要级别:界、门、纲、目、科、属、种。人属于动物界、脊索动物门,哺乳纲、灵长目、人科、人属、智人种,之下又分为3个亚种:高加索人亚种——白种人、蒙古人亚种——黄种人、尼格罗人亚种——黑种人。越靠近赤道越热,鼻腔为了散热,形态短而宽,所以黑种人的面型普遍宽,鼻子塌,口腔牙弓也相应又宽又短;古代白种人生活在北方偏寒区域,鼻腔为了加热空气,慢慢变得长而窄,鼻子高,口腔牙弓也与之相应窄而长,所以脸也又窄又长;黄种人介于两者之间。

不同人种的特征

特征	黑种人	白种人	黄种人
脸型	宽	窄	介于黑种人和白种人两者之间
鼻子	宽、短、塌	窄、长、高	
牙弓	宽、短	窄、长	

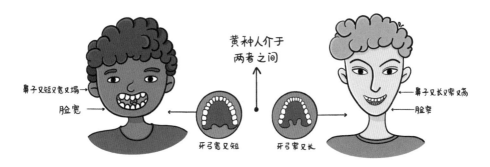

5. 人类的牙齿从古到今，会呈现出越来越拥挤、越来越龅的趋势。你认为是骨头越来越小，还是牙越来越大呢？

食物越来越好，一定是骨头越来越萎缩了。

这又要从整个正畸绕不开的话题——人类进化史说起，人类牙齿形态的遗传稳定性是非常好的，牙齿形态有多稳定？可能几万年都不会有大的改变。举个例子，古人类学家是怎么来区分人种的？除了测量他的头盖骨、肢体骨特性外，牙齿就是区分不同人种的最关键的指标。也就是说，人类牙齿的形态是足够稳定的，以至于可以通过几颗牙齿来判定这具古尸是几万年前的蒙古人亚种还是高加索人亚种。所以同一人种，从古至今只可能是颌骨越来越小，不可能是牙齿形状越来越大。

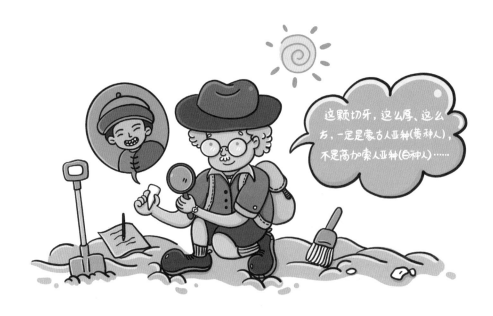

6. 为什么原始人的脸这么大、这么突，而现代人的脸则越来越小了呢？

　　这个就要说到远古时期和现代的食物差异了，现在食物的能量密度高，意味着花费在进食上的时间减少了。根据现有资料，在旧石器时代，平均每天要花4小时咀嚼。因为生的食物很难消化，需要花费大量的时间咀嚼，所以颌骨都非常饱满且有力量。再后来进入新石器时代，火被使用，每天咀嚼需要花2~3小时。4000年前，农耕文明逐步发达，人口聚集、水利设施改善，食物的能量密度进一步增加，花在咀嚼上的时间约为1小时。再到400年前，大航海时代后期，玉米、土豆等出现，咀嚼时间缩短为40分钟。而现代每人每天，纯咀嚼时间不会超过30分钟。随着食物越精细，牙齿的使用频率大为减少，骨骼得不到充分的锻炼，使得颌骨越来越小。

扫二维码，发现更多精彩！
主编袁峰医生完整讲解视频分享！

各时期食物与咀嚼时间的对比

年代	时期	食物	咀嚼时间
旧石器时代	2万年前	生食	4小时
新石器时代	1万年前	火烤后的熟食	2～3小时
农耕文明	4000年前	水稻、粟	约1小时
大航海时代后期	400年前	玉米、土豆等	40分钟
现代	现代	精细食物	30分钟

颅骨越来越大，颌面骨越来越小

"小脸"是进化趋势

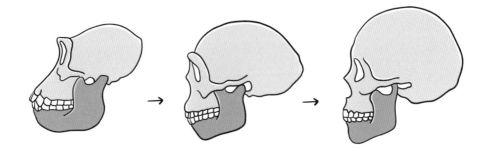

人类从古至今颌面骨的变化

7. 食物越来越精细，我们的牙齿会越长越小、越长越少吗？

不会，因为我们的牙齿遗传稳定性非常好。

牙齿是区分各个古人种，甚至亚种之间的明显标志，一两万年都不会有大的变化。大家都知道陕西的古代陵墓非常多，笔者有个同学，他的研究生论文就是和陕西考古队去测量这些头颅或牙齿的结构。研究了2万年前的智人、2000年前的秦汉人、200年前的清朝人。一个特点是发现这些标本的牙齿形状大小非常接近，几乎没有什么改变，但发现颌骨体积在明显变小。另外一个特点是，随着食物越来越精细，蛀牙也越来越多了，而2万年前的智人是没有蛀牙的。

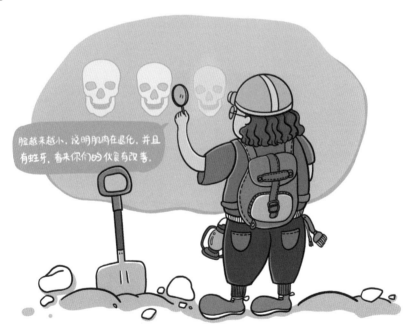

8. 医生，我已经做过正畸了，我的孩子还需要做正畸吗？

如果家长的牙齿是拥挤的，孩子的牙齿大概也会更挤！

牙齿有明显的遗传特性，所以考古学家会用牙齿形态来定义人种差异特性。这是因为除了牙齿坚硬易保存外，最主要的原因就是遗传稳定性好。

随着人类进化，口腔器官功能趋于退化，基因决定的牙骨量不调的情况会越来越严重。正畸需求的比例也会越来越高，所以正畸医生的失业率笔者大胆猜测应该很低！但因为这类颌骨遗传属于常染色体多基因隐性遗传，所以在个体的呈现上，常表现出隔代遗传的特点。比如"地包天"，有可能遗传自舅舅甚至爷爷辈的某个远亲。

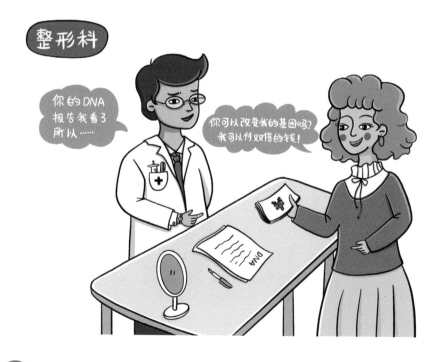

9. 医生，我的牙很好，我老公的牙很差，为什么孩子会遗传差的那位，而不会遗传好的？

没错！越多样化的种群越有生命力。

大胆假设一下，如果小孩只遗传父母双方中，好的一方的优点，几百代以后会如何？那么一定是大家的牙越来越好，眼睛也越来越大，人越来越美。总之，人会越来越相同，类似整形美女的样子。这很好吗？其实，人类这样趋同是非常危险的，一场疾病可能让遗传特性一致的人，一次就灭亡了。人类能进化到今天，生生不息就是生物遗传的多样性在保护我们，所以每个人都有点"丑"，但"丑"得各不相同才是世界的本来面目。

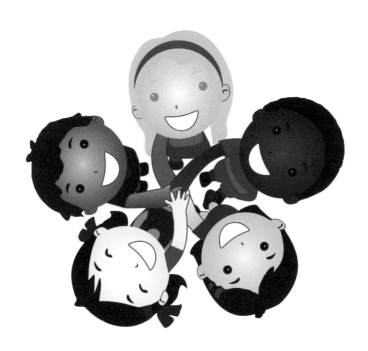

10. 为什么每个人都会有两套牙——乳牙和恒牙？

其实大部分脊椎动物是终身换多套牙齿的，比如鲨鱼的牙，掉一颗长一颗，可以生生不息地一直换到死。

而啮（niè）齿类动物，比如老鼠和兔子的切牙是不换的，但可以一直生长，所以老鼠才会不断咬东西磨牙。

而一部分哺乳动物，包括人，一生只有两套牙。乳牙负责从2岁用到12岁，恒牙负责接下来的岁月。

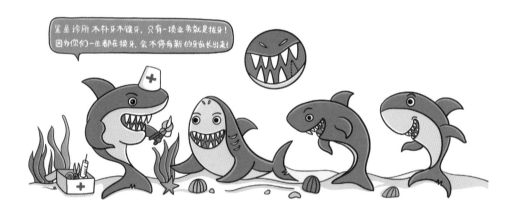

扫二维码，发现更多精彩！
主编袁峰医生完整讲解视频分享！

第 **2** 章

现代正畸的起源与发展

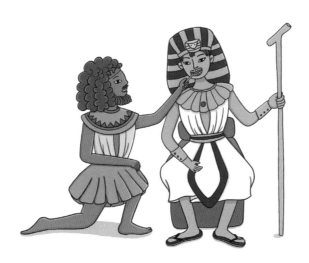

1. 牙齿矫正技术是从什么时候开始的呢?

有人说，最早是从古埃及的时候开始的。

因为古埃及人发现给牙齿施加外力后，牙齿会移动，所以当时的人们用动物的牙齿做成一个支架，再用黄金做成的线绑在嘴巴里。结果发现用金线绑过的牙齿是被移位过的，但是当时的人不是像现代人要求把牙齿排整齐，而是要让虎牙略伸长和突出，从而彰显君王的霸气。所以当时的埃及法老和高级的族群就用这个方式来移动牙齿，这就是目前已知的最早的牙齿矫正了。

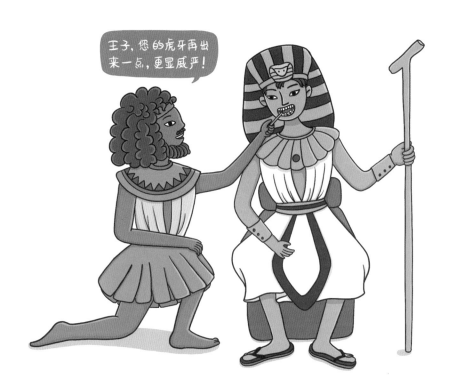

2. 什么时候有了真正意义上的现代正畸医学呢?

是有了现代正畸学之父Angle之后。

Edward H. Angle（1855—1930）是美国的牙医，现代口腔正畸学科建立和发展的奠基人，被誉为"现代口腔正畸学之父"。他在1893—1895年创立了自己的牙齿矫正学校，来教牙医如何做矫正。他那时在矫正中用到的附件与钢丝的形态和原理，就是现代矫正系统的雏形，并形成了一套完整的正畸理论体系。他还开设了正畸专科诊所，有了大量的矫正患者。并且Angle和他的学生们在1900年推动了AAO（American Association of Orthodontists）美国正畸协会的成立，标志着现代正畸学的开创。

笔者手里有一本，来自好友馈赠的1908年出版的Angle《正畸学原理》（德文版）。如果大家来齐美矫正门诊可以看到这本稀世古董书。

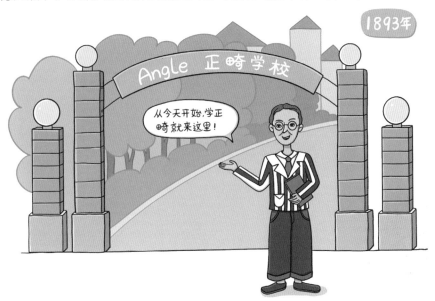

3. 正畸历史上第二位重要的人物是谁？

拔牙矫正开创者——Tweed。

这是正畸历史上第二位重要的人物 Charles H. Tweed（1895—1970），他是Angle的学生，是在1930年登场的，他开创了拔牙正畸的可行性。在此之前人们对拔牙非常不理解，正因为Tweed提出了拔牙有利于正畸这个观点，当时主流的正畸医生不理解，就集体抨击他！不认同、排挤、起诉他！以至于他被迫逃亡到亚利桑那州靠近墨西哥的小城，这个小城叫图森（Tucson）。

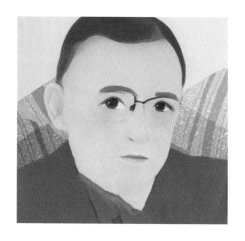

扫二维码，发现更多精彩！
主编袁峰医生完整讲解视频分享！

1938年，Tweed就在这里开起了诊所，率先用拔牙的方式矫正牙齿，后来全国想要好看的人都会到他这里做矫正，包括好莱坞明星。再后来，他在这里成立了Tweed Foundation，一直到现在，变成了全世界的正畸医生"朝圣之地"。而Tweed-Merrifield矫治技术是当代口腔正畸最经典的理论学基础，据Tweed国际正畸培训中心的首位华人教员滕起民教授介绍，Tweed技术理念国际正畸培训班始于1941年，通常在每年4月和9月举办，每次为期2周，迄今为止延续了大半个世纪，数十年经久不衰。

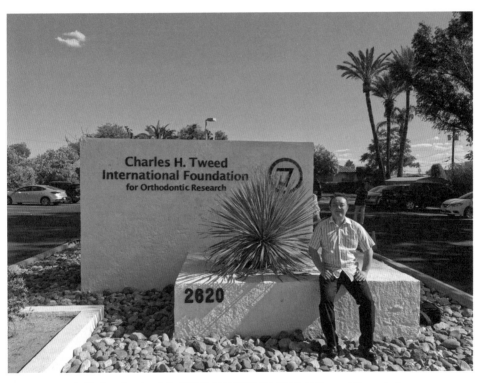

齐美矫正光明门诊方明浩院长拍摄于美国图森的Tweed Foundation

下面和大家梳理一下在正畸学的历史长河中，对推动正畸的发展起到划时代意义的几个节点。

☼3个快速成长期

· 1900—1920年

· 1950—1970年

· 千禧年代

☼五大创新技术

· X线片

· 生长发育研究

· 树脂粘接剂

· 镍钛丝

· 隐形矫正技术

4. 推动正畸发展的第一个黄金时期是什么时候?

1900—1920年。

前面说到Angle推动了美国正畸协会（AAO）在1900年创立，接下来的20年，就是美国正畸发展的第一个黄金时期。

1900年的美国绝对是全世界的经济强国，美国许多摩天大楼都是在这时期盖的。在此之前，1870—1900年是所谓的美国"镀金时代"，那时美国石油冶炼出来，大工业时代开始。1880年的时候美国总铁路里程就已经达到了25万公里。

1905年，福特生产了T型车，美国蓝领工人3个月的工资就可以买一辆T型车。那时候美国人民是富裕的，人们开始追求好的生活品质，就是在这时候催生了正畸，所以说，国内目前也有这个趋势，经济腾飞，生活改善，开始矫正牙齿，只是晚了近100年。

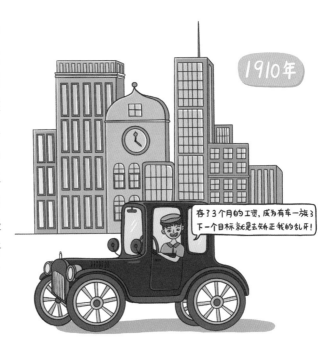

5. 推动正畸发展的第二个黄金时期是什么时候?

1950—1970年。

　　因为20世纪30年代的经济大萧条和40年代初的二战使世界经济的发展相对变缓。但在1950—1970年，迎来了美国正畸的第二波发展的黄金时期，这和战后美国经济的快速发展以及好莱坞文化分不开，这也催生了人们对牙齿整齐美丽的追求。舌侧矫正技术的发明，以及CBCT使用的快速推进，都是在那个时代。

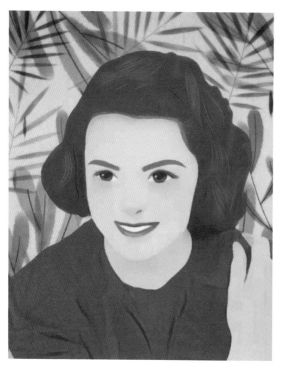
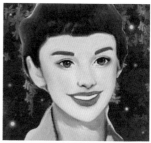
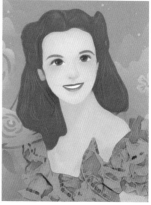

6. 推动正畸发展的第三个黄金时期是什么时候?

千禧年代。

2000年开始的千禧年代,世界的基调是和平和发展,发达国家的生活方式的影响和渗透让许多发展中国家的人民,也开始追求更好的生活状态。也许你不知道,世界第二大正畸大国,不是英、法、德这些发达国家,而是南美洲的巴西。它有全世界第二多的正畸患者,第二强的正畸医生群体(如MBT技术中的Trevisi医生,就是巴西人,可惜这位大师在2021年死于新冠肺炎)。国内正畸的正式崛起,也始于2000年。而笔者恰好是在1999年大学毕业,所以说,感恩国内经济发展给了正畸医生20多年(1999—2020)的机会窗口期。

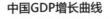

中国GDP增长曲线

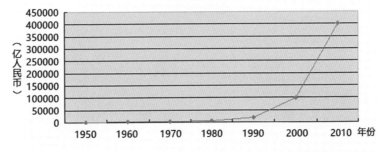

7. 五大创新技术之一是什么？

技术一：X线片

20世纪30年代在俄亥俄州的克利夫兰有一所凯斯西储大学（Case Western Reserve University），这也是正畸学发展较早的学校之一，也是第一个把X线片引入到正畸学的大学。大家猜猜最早X线片是干什么用的？1895年，X线起源于德国物理学家伦琴，但发展是在美国纽约，最早是被鞋商用来测定脚的大小。因为那时都是手工鞋，想看鞋子和脚是不是贴合，就会用到X线片，照一下看看是否合脚，这在当时绝对是黑科技。再到后来有位骨科医生发现这个可以用于骨折的诊断，才被大量应用到外科医学。从20世纪30年代开始被慢慢应用到了正畸学中，大大提高了诊断的精度和矫正技术水平。

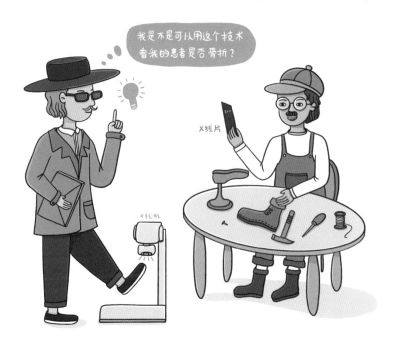

8. 五大创新技术之二是什么？

技术二：生长发育研究

20世纪30年代末期，基础医学的专家们用X线片来做生长发育的研究，比如人们想要知道白种人的头有多大，或者黑种人的腿有多长，需要此类数据。因此，成立了一个生长发育研究中心，按照人种来选择小孩开始做研究，一个人从小到大的骨头生长特性，跟踪拍摄X线片，用这种方式留存了大量的一手资料。后来由该研究中心的医生发现这和正畸学也是相关的，于是把头颅侧位片引入到了正畸诊断里，目前全球通用的正畸诊断中必须有这张X线片，一直应用到了现在，这也是一个标志性的创新技术。这样正畸医生就可以动态地判断小孩子的颌骨发育是否有问题，从而可以提前给予干预和治疗。

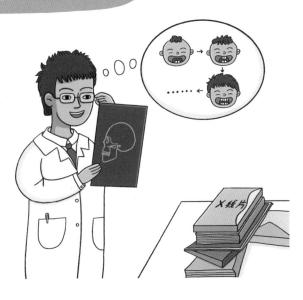

9. 五大创新技术之三是什么？

技术三：树脂粘接剂

再后面就是到了20世纪60年代至70年代，这两个年代有两样革命性的东西推动了正畸学的发展，是哪两样呢？其一是树脂，其二是镍钛丝。在此之前要在牙面上粘东西是很难的，在20世纪60年代以前如果做矫正，要先做一个能套在牙齿上的铁圈，再把托槽焊在铁圈上，然后再用一种类似水泥的水门汀来粘。这样舒适度就很差，也很难看。直到复合树脂的发明，这个材料的粘接性非常强，可以直接把托槽粘在牙齿上，提升了做矫正的舒适度和美观度，具有划时代的意义。

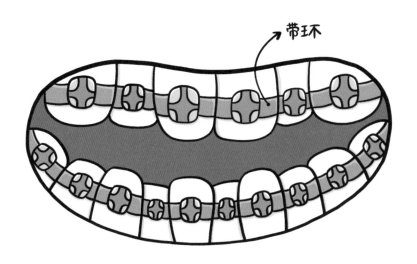

带环

10. 五大创新技术之四是什么？

技术四：镍钛丝

镍钛丝，20世纪70年代它首先被用于航空业，后被用于医学。在变形后，可以完全回弹到原始状态，回弹力量轻柔且持久，这使医生操作变得非常简便，使牙齿移动时，疼痛不适感大幅降低。树脂粘接剂和镍钛丝这两项划时代的技术推动了正畸的发展，让正畸的便利性得到提升。

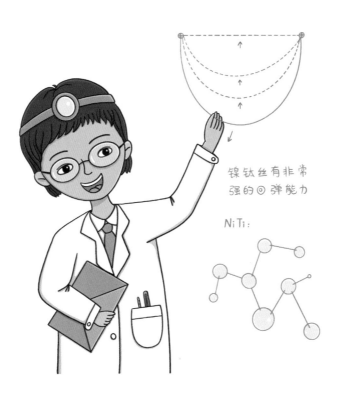

镍钛丝有非常强的回弹能力

NiTi：

11. 五大创新技术之五是什么?

技术五:隐形矫正技术

千禧年左右,在美国出现了一种3D打印的塑料片,靠电脑设计,慢慢移动牙齿。这个也绝对是一项划时代的矫正技术,让大家第一次可以在不影响美观的前提下,慢慢变得更美了。

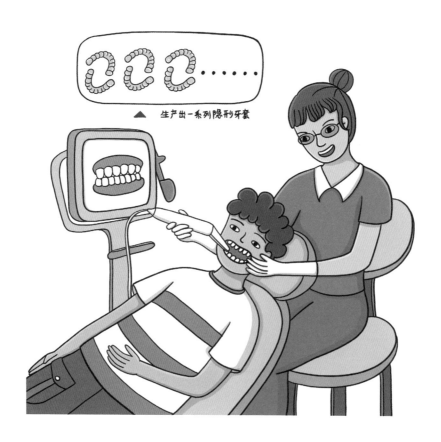

▲ 生产出一系列隐形牙套

CHAPTER

第 3 章

各国的正畸比例与现状

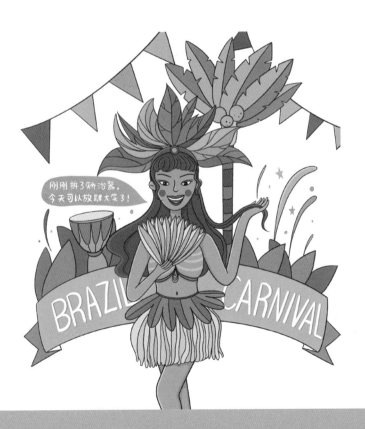

1. 世界范围内，哪些国家的正畸比例高？

除了大家都知道的挪威、瑞典、芬兰、丹麦等这些北欧国家之外，像阿联酋、卡塔尔、沙特、科威特，这些中东国家的正畸比例也非常高。记得在2012年，笔者去迪拜参加一个欧洲正畸峰会（题外话：那也是笔者和齐美矫正的冯静博士认识的地方）。

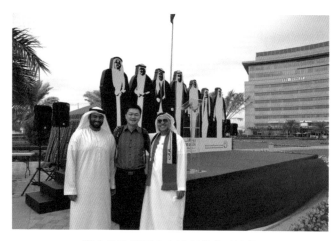

在会场外，笔者发现中东的年轻人的牙齿一个比一个好，又白又齐，真好看。会上大会主席介绍了中东本地人（不包括外国劳工）的牙齿矫正比例，达到了惊人的80%，这意味着除了很小的小孩和年龄非常大的长者，几乎

照片为袁峰医生在迪拜参会时拍摄

每一个人都做过牙齿矫正。所以说牙齿矫正的比例和一个国家的发展现状是成正比的，福利越好的国家，正畸比例越高。

扫二维码，发现更多精彩！
主编袁峰医生完整讲解视频分享！

2. 为什么同样在美国，欧裔美国人比非裔美国人的正畸比例高呢？

　　截至2018年，美国有3亿多人口，其中60%的中薪阶层，有约50%做过牙齿矫正，另外有数据显示，美国每年新增230万人接受牙齿矫正治疗。西班牙裔美国人的平均收入水平是相对较低的，所以正畸比例也相对较低。非裔美国人其次，但是非裔美国人的牙齿是最突的，面型结构不好，但是受制于收入水平不高，所以正畸比例不如欧裔美国人中薪阶层。在美国，正畸需求取决于不同人种的家庭收入水平和对生活质量的追求。

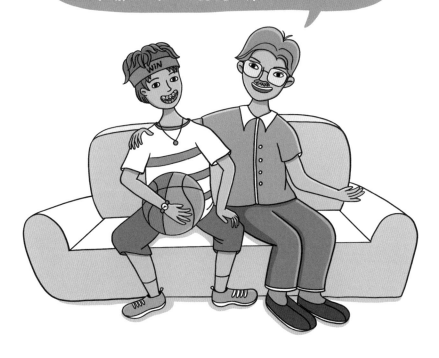

在你上大学前，做牙齿矫正是爸爸对你花的最大一笔投资，你一定要好好配合医生啊！

3. 综观发展中国家，哪个国家的正畸比例最高？

　　从发展中国家的正畸比例来讲，唯一一个亮点就是巴西。在拉丁美洲只有巴西人的矫正比例最高，笔者去美国开会的时候，巴西的牙医数量占比非常高。从人均经济水平来说，巴西圣保罗和上海差不多。但是为什么巴西的正畸比例远远高于中国呢？这和巴西人爱美有关，巴西的文化具有浓郁的拉美特色，极具风情，每年2月，多姿多彩的嘉年华会是巴西人的实力秀场，喜游行、喜大笑。笑被巴西人视作生活中最重要的一部分，正因如此，巴西出了非常多有名的牙医。

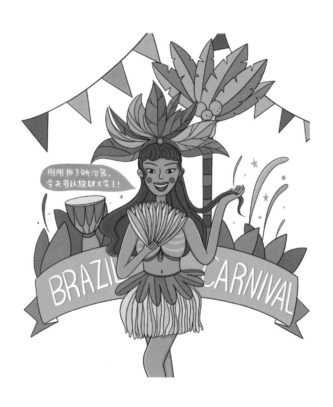

4. 为什么北欧人的正畸比例这么高?

纵观世界人群,平均收入越低,正畸比例越低;收入越高,正畸比例越高,正畸也是衡量收入水平的一个标准。北欧国家的单位家庭收入水平都很高,所以北欧的正畸比例占80%～85%,除了很小的小孩或年龄非常大的长者,几乎人人都做过牙齿矫正。

2020年部分国家人均GDP及正畸比例

国家	人均GDP	正畸比例
美国	6.3万美元	24%
瑞典	5.1万美元	81%
阿联酋	4.5万美元	80%
中国	1.1万美元	4%
巴西	0.6万美元	30%

5. 在亚洲范围内，哪个国家的正畸比例最高？

　　这就要说到韩国了，大家知道为什么是韩国吗？这跟韩国发达的娱乐业相关，韩剧中的男女主角牙齿都非常整齐，韩国人民就会非常向往又白又齐的牙齿。但是相对来说，日本的正畸比例在发达国家中相对较低，原因也很奇葩。就是因为日本的正畸价格在全球范围内是最贵的，之前日本的正畸价格在160万日元（约8.8万元人民币）。但是近两年，日本的正畸价格越来越低，个别地方60万日元（约3.3万元人民币）就能做，与上海的正畸价格相近。

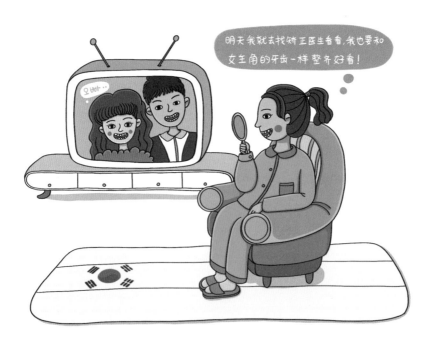

牙齿矫正：成人篇

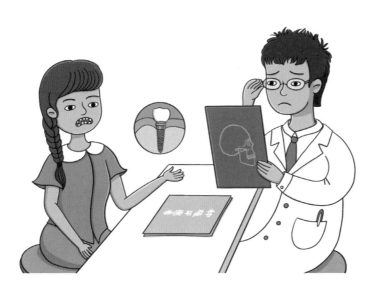

1. 各种矫治器该如何选择？越贵越好吗？

患者不用太纠结于该如何选矫治器，这是专业范畴内的问题，医生会根据你的牙齿特点和错𬌗种类，给出几种适合的矫治器供选择。如果医生给了几种矫治器供选择，就说明这几种矫治器你都适合。如果医生只给了你一种矫治器供选择，就说明其他矫治器都不适合你，矫治器的选择当然不是越贵越好，适合的才是最好的。

不同矫治器的对比

矫治器	美观度	舒适度	特点
隐形矫正	10	10	非常美观，舒适度高
舌侧矫正	10	5	非常美观，适应证较隐形矫治器广，不适感强
瓷自锁托槽矫正	8	7	相对美观，时间较快
自锁金属托槽矫正	6	9	疗程短，舒适度高，疗效好
传统金属托槽矫正	4	6	性价比高

2. 影响正畸效果最核心的因素有哪些?

治疗方案和治疗策略占60%。

操作医生的熟练度占25%。

材料的差异占15%。

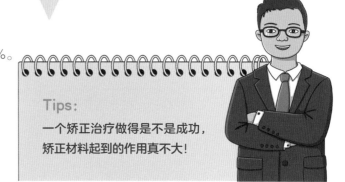

Tips:
一个矫正治疗做得是不是成功,
矫正材料起到的作用真不大!

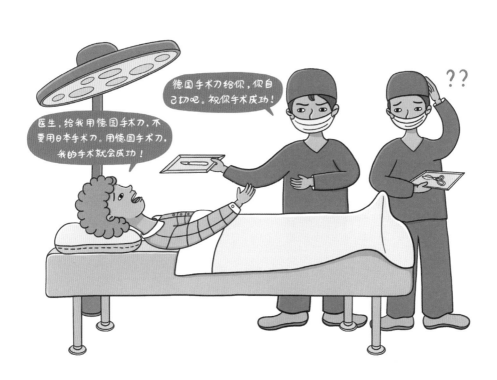

影响正畸是否成功的核心因素

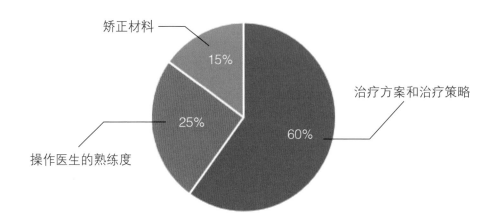

矫正材料 —— 15%

操作医生的熟练度 —— 25%

治疗方案和治疗策略 —— 60%

模拟选择诊所时的3种情况

核心因素	A	B	C
治疗方案和治疗策略 （满分60分）	10分	60分	60分
操作医生的熟练度 （满分25分）	25分	25分	5分
材料 （满分15分）	15分	5分	15分
最终得分	50分	90分	80分
总结	方案出错， 满盘皆输。	材料不同， 问题不大。	不够熟练， 大差不差。

3. 什么样的方案才是一种好的正畸治疗方案?

齐美矫正的治疗方案分为3个层次：方案可接受、治疗有效果、患者能满意。

①再"完美"的治疗计划，如果患者不能接受，等于零。所以说，适合患者年龄、职业以及个人软硬组织结构特点的治疗方案才是一个好方案。

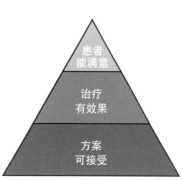

②好方案一定是有效果的，疗效是患者可以明确看到的、真实感受到的结果。

③第三个层次是最难的，也是我们要追求的，那就是患者心中最主观的高度。医生只能尽量去接近，尽量去满足客户对美观的需求。

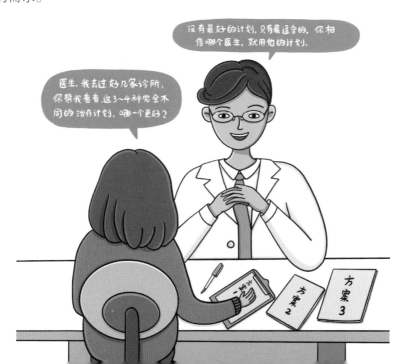

4. 一个成功的牙齿矫正到底有哪些指标？

在很多人的观念里，矫正只是让牙齿排列整齐就可以了，其实要评估正畸做得好不好，远没有那么简单。简单来说，共有30多项指标（有学者总结了百余项指标，这里罗列的是最常用的），包含10多项功能指标和10多项美观指标。综合评估后尽可能实现高分，才能评判说获得了好的正畸效果。要想真正做好正畸治疗其实不易，很考验正畸医生的经验以及技术，作为在正畸专科诊所工作的医生会尽可能帮每一位正畸患者在每一项指标获得高分！牙医也有不同的学科研究方向，所以牙齿矫正要去正畸专科诊所看哦！

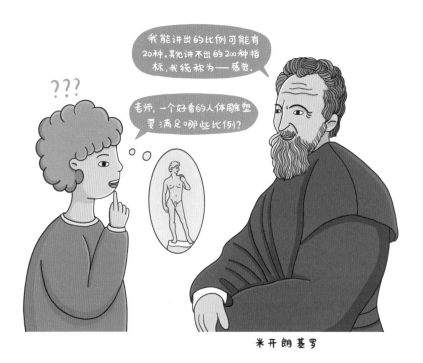

米开朗基罗

正畸治疗中需要评估的指标

功能指标	美观指标
磨牙关系	前牙拥挤度
尖牙关系	微笑曲线
前牙OJ、OB	露龈程度
后牙OJ、OB	上下前牙突度
Bolton指数	上牙弓弧度
下颌平面角	上前牙各牙长宽比例
上下牙弓匹配度	上前牙各牙宽度相互比例
左右牙弓对称性	颊廊
下尖牙宽度	上下前牙唇倾度
尖牙咬合诱导	上前牙轴倾度
侧方、前方𬌗运循环等	切牙间角等

Tips:
做好正畸治疗不容易，有这么多项判定标准。

5. 用什么来衡量牙齿是否需要矫正？

正畸需要指数。

什么是正畸需要指数？直观来讲就是做矫正的必要性。国外用正畸需要指数来衡量哪类人最需要做牙齿矫正，总共分了5个级别，数字越高表示越需要做矫正。这个指数初期是用来判断正畸难度和必要性的，后来被保险公司所用，按照正畸需要指数来定义理赔标准。正畸需要指数高则会被认定为是一种疾病，个人花更少的钱，保险公司帮你出更多的钱。

扫二维码，发现更多精彩！
主编袁峰医生完整讲解视频分享！

6. 正畸需要指数的级别是怎么定义的?

正畸需要指数（Index of Orthodontic Treatment Need，IOTN[1]）总共划分了5级，第5级是最需要做正畸治疗的，短期牙齿功能会比较差，如果没有尽早做正畸治疗，牙齿的远期功能稳定性会更差，随着年龄变大，生活质量会越来越低。

下面来看看需要做正畸的第3级至第5级正畸需要指数。

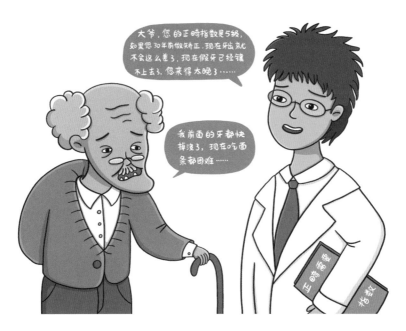

①注释：W.C.Shaw、S.Richmond、K.D.O'Brien等综合了错𬌗的害处、可能从正畸治疗中得到的益处等各方面情况，并在一定程度上以瑞典医学会正畸公共健康指数为依托而建立了正畸需要指数。该指数（IOTN）能客观地评估正畸治疗需要，包括2部分，分别为牙齿健康部分（Dental Health Component，DHC）和美观部分（All Aesthetic Component，AC）。即IOTN将每个人不同的𬌗特征按照损害牙齿健康和损害美观的两个方向评定为不同的级别，然后按照不同的级别，指示是否需要进行正畸治疗。

正畸需要指数

第3级 （中度需要正畸治疗）	第4级 （重度需要正畸治疗）	第5级 （极度需要正畸治疗）
	局限性牙齿发育不全，需要修复前正畸或正畸关闭间隙（每个象限一个牙齿）	由于牙齿拥挤、移位、出现多生牙、乳牙治疗和任何病理性病因导致的牙齿萌出障碍
3.5mm<覆盖≤6mm，伴闭合不全	6mm<覆盖≤9mm	覆盖>9mm
覆𬌗≤3.5mm	覆𬌗>3.5mm，或伴有咀嚼或发音困难	
	1mm<反覆盖<3.5mm，或伴有咀嚼或发音困难	骨性反𬌗，反覆盖>3.5mm，或伴有咀嚼或发音困难
前牙或后牙反𬌗，但后退接触位与牙尖交错位不调≤2mm	前牙或后牙反𬌗，且后退接触位与牙尖交错位不调>2mm	
	后牙舌侧反𬌗或跨𬌗，伴一侧或双侧无功能性咬合接触	广泛性牙齿发育不全（每个象限多于一个牙），需要修复前正畸的具有修复指征的
2mm<接触点移位≤4mm	严重接触点移位>4mm	
2mm<侧方开𬌗或前牙开𬌗≤4mm	侧方开𬌗或前牙开𬌗>4mm	
咬在牙龈或腭部组织上的闭锁𬌗，但是不伴有咬合创伤	伴有牙龈及腭部创伤的深覆𬌗及闭锁𬌗	唇腭裂和骨性开𬌗及其他颅面异常
	部分萌出、倾斜或阻生于邻牙下	乳牙下沉

7. 正畸医生说的安氏Ⅰ类、安氏Ⅱ类、安氏Ⅲ类是什么意思?

单从矢状向，就是前后向来说，安氏Ⅰ类就是通常说的正常后牙咬合；安氏Ⅱ类是下颌后缩；安氏Ⅲ类是"地包天"。这个分类方式最早是由现代正畸学之父Angle提出的，但当时对错𬌗的理解是不全面的，用了最常见的维度来分类。其实按照现在的正畸思维，不能单从前后向来定义。

目前临床上判断是哪一类错𬌗，大方向是先用Angle的分类来评估，再结合宽度、垂直向、牙颌、骨骼等其他指标，一同来确定是哪一种级别和类型的问题。

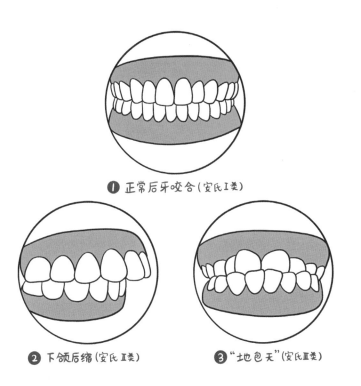

❶ 正常后牙咬合（安氏Ⅰ类）

❷ 下颌后缩（安氏Ⅱ类）

❸ "地包天"（安氏Ⅲ类）

8. 龅牙仅仅是不好看吗? 会产生什么影响呢?

　　龅牙如果短期内不矫正，不美观是次要的，因为龅牙是会有增龄性变化的。换句话说，随着年龄增大，龅牙的程度也会越来越厉害。龅到一定程度，下前牙会把上前牙顶出缝，上切牙会散开。再往后发展，上切牙会伸长，伸到嘴唇外。这时，上切牙的功能就丧失了，连一个苹果也不能咬了。

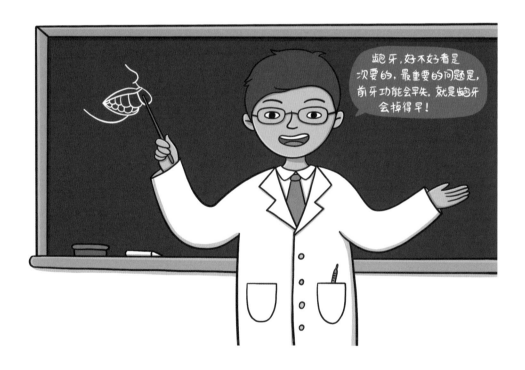

龅牙的自我诊断表

诊断表现	如果满足，请画"√"
与5年前、10年前比。上前牙越来越突了，下前牙越来越拥挤了。	
家族长辈或血缘亲戚中，有1~2位也是龅牙。	
与一位牙齿突的、>60岁的血缘亲戚聊天。问问这位长辈20年前的牙是不是没有现在这么突。	
家族里，某位龅牙长者的上前牙已经开始出现缝隙了，并有"飞"出嘴唇的趋势。	
自己在22岁前，没有拔除所有智齿。	

根据自测表，如果满足以上5条中的2条，那么说明你的龅牙比较严重，一定要矫正啦！

9. 龅牙可以不矫正只镶牙吗?

　　龅牙如果不矫正只镶牙，那就只能重新镶一排龅牙。如果想要镶得美观一些，只能把上前牙，整排牙拔除或抽神经后，才能把牙齿形状角度改得好那么一点点儿。这种办法是不可取的。对患者来说，看到的只是表象，但对于正畸医生来说，看到的是，牙齿未来的状态和使用寿命。牙医关注的是，当下牙齿静态的健康，哪些牙应该补，哪些牙应该镶。正畸医生关注的是，动态的牙齿变化趋势，牙齿为什么会长成现在这个样子，未来会发展成什么状态。

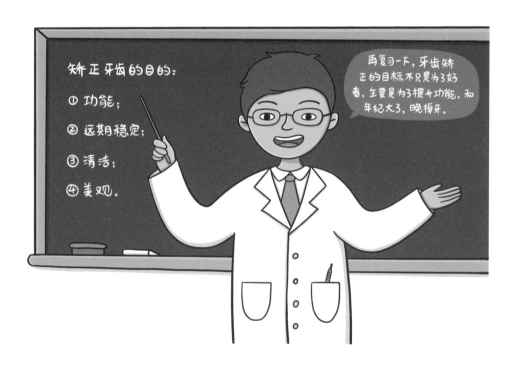

10. 什么是开殆？开殆会造成什么危害？

有的人后牙咬住了，前牙垂直方向上是分开的，这就是开殆。用前牙是咬不断面条、粉丝、海带等细小食物的。厉害的开殆，前牙嗑瓜子也是不行的，前牙咬切功能基本丧失。这还不是最可怕的，要命的是，后牙功能的快速衰减。

开殆患者后磨牙往往会呈现出，进展性的龋坏和牙体缺损，比常人更容易蛀牙。一般蛀牙可能需要1~2年的时间，才慢慢形成一个蛀洞。但是开殆的人，很快就会蛀到神经，需要做根管、做牙冠。另外，一般人做了义齿或牙冠，可以用10多年，开殆患者的义齿或牙冠也会较快出现瓷损坏。最后，后牙的牙根也会坏掉，甚至需要拔除做种植牙。总之，就是后牙很容易变坏，而且变坏趋势不可阻挡。

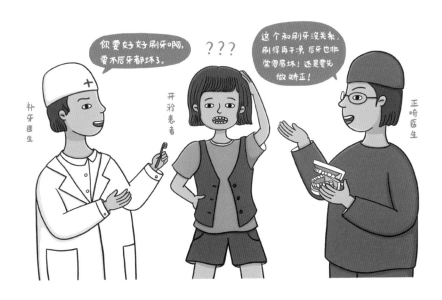

11. 开𬌗患者的后牙为什么特别容易坏？
他们是怎么咬食物的呢？

一般人在咬合的时候，后牙是左右反复摩擦的，利用左右运动把食物磨碎，这就是为什么把大牙叫磨牙。但是，要实现"磨"这个动作，首先需要前牙有咬合诱导，尖牙要有接触，这才会诱导后牙做"磨"的这个动作。如果前牙没有咬合诱导，就不会做这个动作，只会上下咬，每次用力咬到底。这就会造成应力集中，后牙瞬间受到的压力会非常大，牙齿结构就会急速老化，特别容易被细菌腐蚀为蛀牙，这就叫应力性疲劳。就像飞机的翅膀，为什么飞机飞到一定的小时数就要"退役"了，因为材料有它本身的强度，超过一定的时间会迅速磨损。一直上下咬，前牙会功能缺失，后牙会应力集中，瞬间的力量作用下去，牙齿就会坏得快。

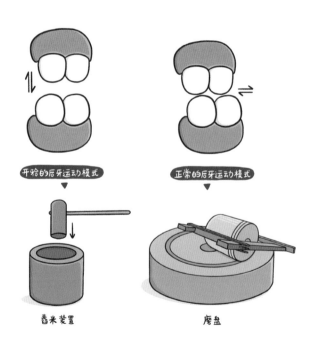

开𬌗的后牙运动模式　　　　　正常的后牙运动模式

舂米装置　　　　　　　　　　　磨盘

12. 什么是骨钉?

骨钉是近20年出现的新技术, 因为让前牙向后移动的过程中, 后牙也会向前移动。这就是牛顿第三定律, 作用力与反作用力的关系。如果想让前牙向后移动, 但是不希望后牙向前移动, 这时就需要有一个锚定点, 这就是骨钉的作用。

骨钉常常可以促使牙齿实现前后、上下、左右多方向的移动。

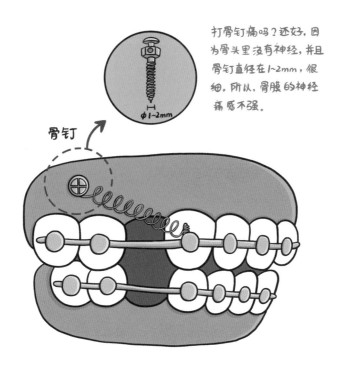

打骨钉痛吗?还好,因为骨头里没有神经,并且骨钉直径在1~2mm,很细。所以,骨膜的神经痛感不强。

骨钉

φ1~2mm

13. 为什么牙齿矫正的时候需要打骨钉?

　　骨钉周围是没有牙周膜细胞的，它不会移动，与骨头是相对静止的位置关系。以骨钉作为锚定点来移动牙齿，这时候就不会对牙齿产生反作用力，可以使牙齿按照所希望的方向移动。这就是为什么在牙齿矫正期间需要使用骨钉。从全球范围统计，骨钉的使用量逐年增加，因为它可以使治疗变得简便、提升治疗效果、减少辅助装置，患者正畸过程中的舒适度也能明显提高。对，你没看错，有了骨钉，正畸舒适度反而提高了。这是因为在过去，没有骨钉的时候，会用比较复杂和大个的装置来移动牙齿。现在有了骨钉，治疗变简捷了，嘴里东西少了，舒服多了。

有了骨钉，许多其他装置可以不用或少用了

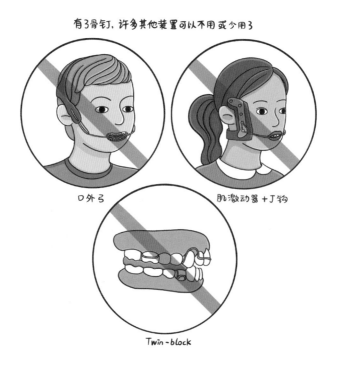

口外弓　　　　　　　　　肌激动器＋J钩

Twin-block

14. 骨钉该如何清洁呢？掉了怎么办？

　　平时可以用棉棒或软毛牙刷，对骨钉周围及表面进行清洁。长时间不清洁，会堆积食物残渣，骨钉与矫治器中间的空隙最容易藏污纳垢。小小一颗骨钉会对矫正过程顺利与否，以及效果起到很大的作用，骨钉周围组织发炎往往是因为骨钉清洁不够引起的。骨钉周围组织反复发炎，骨钉就会松、就会掉，所以做好骨钉的清洁工作非常重要！但骨钉毕竟不是种植牙，材料的固位机制也不一样。所以，治疗中的脱落概率较高，有学者统计，半年中的失败率高达30%。因此，大家大可不必因为骨钉掉而焦虑。掉了也没关系，过2个月，骨头长好，再打就行。或者，直接一点，换个地方，同期再打也行。

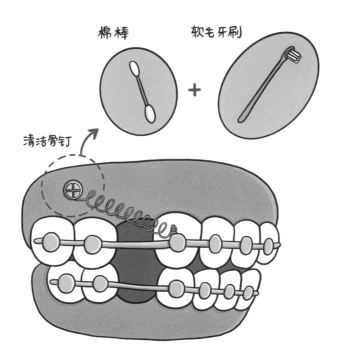

15. 正畸期间该如何清理牙齿？

下图为患者发给笔者的一些照片，大家可以参考（这套还是挺齐全的）：

矫正装备

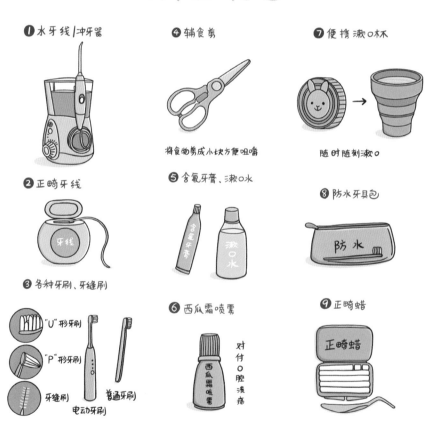

❶ 水牙线/冲牙器

❷ 正畸牙线

❸ 各种牙刷、牙缝刷

"U"形牙刷
"P"形牙刷
牙缝刷
普通牙刷
电动牙刷

❹ 辅食剪

将食物剪成小块方便咀嚼

❺ 含氟牙膏、漱口水

❻ 西瓜霜喷雾

对付口腔溃疡

❼ 便携漱口杯

随时随刻漱口。

❽ 防水牙具包

防水

❾ 正畸蜡

正畸蜡

16. 医生，我就想对齐上下中线，可以实现吗？

　　有的患者拿起镜子，最直观的就是看上下中线齐不齐。好像齐了，治疗就是好的；不齐，治疗就有问题。其实这就犯了矫正里的大忌，拿最不重要的指标在纠结，这就是所谓的"芝麻指标"。

看到的未必是重要的，重要的往往看不见。

——《鲁迅语录》

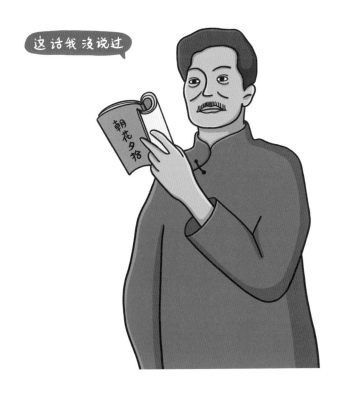

如果一定要上下中线对齐，对牙齿宽度的要求还是很高的。如果你非要让医生对齐，医生只能上撒手锏了——片切，人为把个别牙齿磨窄一点，从而改变牙齿的匹配度，才能对齐上下中线。所以，中线指标大家千万不要强求，比中线重要得多的其他咬合指标才是关注的重点。捡芝麻丢西瓜到最后就得不偿失了。

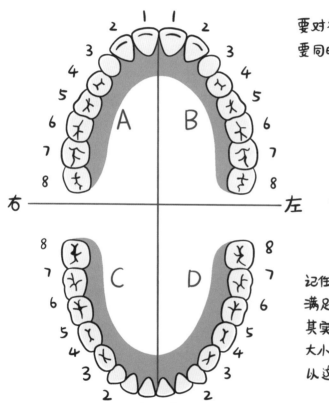

要对齐上下中线,牙齿形态要同时满足以下4项指标:

① B=A
② D=C
③ A与C匹配
④ B与D匹配

记住,这4个条件要同时满足,上下中线才能对齐。其实我们左右牙齿的宽度大小往往是不一致的。所以这个要求非常苛刻。

＊A、B、C、D分别为:各区牙宽度之和

17. 如何定义上排牙齿中线?

平时上排牙齿中线居中，在整个美观指标中不是一个很重要的指标。但是，对于上排牙齿中线应该怎么定义，有的患者会说这个上排牙齿中线要和鼻尖比，或者要和上唇人中比，其实都太片面了。上

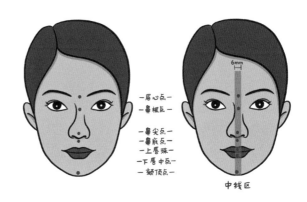

排牙齿中线居中的意思是，和面部的中点线（面中线）一致。那么如何定义面中线呢? 和面中线相关的点有很多，眉心点、鼻根点、鼻尖点、鼻底点、上唇中点（上唇珠）、下唇中点、颏（kē）顶点。从上到下的这些中点，连起来就不可能在一条线上。所以面中线不是一个线的概念［中线（middle line）］，而是一个区间的概念［中线带（middle line zone）］。这是一个带状结构±3mm，这就是面中线带。上排牙齿中线落在面中线带里就可以了。因为人体不是绝对对称的，所以只要在左右±3mm，总共6mm的区间内即可。医生看的是整体对称，协调即美丽。

Tips:

1. 上排牙齿中线，在面中线带里就可以了。

2. 上下排牙齿中线，不强求对齐，也很难对齐。

3. 上下排牙齿中线，没有必要对齐。即便对齐，对美观参数也没有实质提升。

18. 如何定义下排牙齿中线？

　　如之前所说，一个成功的正畸，评估的指标有30多项，其中10多项功能指标，10多项美观指标，每项在评分系统中权重占比不一样，正畸医生会把重要的咬合指标和美观指标优先排在前面。有些可有可无的小指标，需要看牙齿条件是否允许，骨骼情况是否支持，医生会看机会尽可能多地提升一点，如果没有机会了也不能强求。

　　下排牙齿中线在诸多美观指标中，权重排在最后，是一个非常不重要的指标。如果牙齿的配比和其他条件都满足的情况下，医生才会去对下排牙齿中线，否则就有可能捡了芝麻丢了西瓜。碰到极端情况，医生还会拔掉1颗下前牙，变成3颗切牙，这个在治疗设计中也是容许的，所以下排牙齿中线这个指标非常不重要。

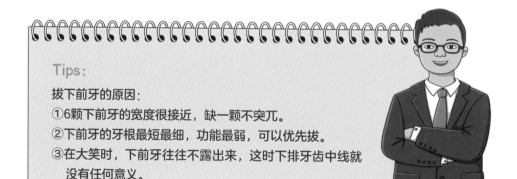

Tips:
拔下前牙的原因：
①6颗下前牙的宽度很接近，缺一颗不突兀。
②下前牙的牙根最短最细，功能最弱，可以优先拔。
③在大笑时，下前牙往往不露出来，这时下排牙齿中线就没有任何意义。

19. 什么是大小脸？怎么判断？

描绘面下1/3，左右脸对称性的指标，俗称大小脸。正畸医生从X线片上，看到的是双侧下颌角的不对称，而本质上反映的是下颌升支的高度不一致。下颌转角位置的形状、高低不一样，就会有大小脸，并会伴有颏部的偏斜。很多人软组织还会有不对称，表现为口角偏斜，即口角到两只眼睛的外眼角的距离不一致。以上这些，基本上是不能通过矫正改变的，属于骨性因素，超出了正畸的范畴。至于为什么会这样，主要是因为在7～14岁，生长发育最旺盛的阶段，两边牙齿的咬合力不平衡造成。比如后牙跨𬌗、后牙反𬌗、前牙部分反𬌗、上下牙弓不匹配等，都容易引发单侧咀嚼。长期的、在发育阶段的单侧咬合，就会导致两侧颌骨的发育差异，最终表现为大小脸。当然，也有其他全身因素引起的，比如脊柱侧弯等。

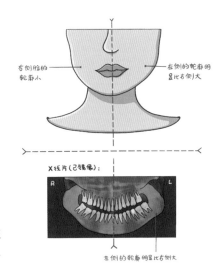

Tips:

1. 7岁看正畸医生，就是为了让上下颌骨的发育匹配协调。

2. 12岁戴牙箍，就是让咬合问题，不要太影响颌骨发育。

3. 成人的大小脸，矫正后也没办法恢复。因为18岁以后，骨骼就发育定型了。

4. 成人矫正后，左右咬合平衡，可以让大小脸稳定。如同亡羊补牢，不恶化就算成功。

20. 为什么正畸医生要叫我拔正畸牙？
到底什么是正畸牙？

对于一些面型突、牙齿拥挤的患者，只能采取拔牙正畸的方式来改善面型和达到良好的咬合关系。拔牙矫正，以拔除坏牙为优先原则，其次就是拔功能相对较弱的牙齿。对于全口来说，4号牙和5号牙的功能较弱。4颗这样的牙，只占整口牙齿功能的不到3%。是否有这4颗牙，其实从整口的咀嚼效率来讲，几乎没有任何区别。所以为了给正畸创造间隙，通常正畸医生会选择这几颗牙来拔除。

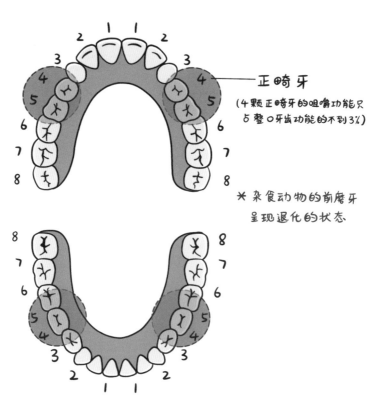

正畸牙
(4颗正畸牙的咀嚼功能只占整口牙齿功能的不到3%)

※ 杂食动物的前磨牙呈现退化的状态

21. 为什么医生让我一定要先正畸再种植呢?

因为种植牙的牙根周围是没有牙周膜的，所以是不能进行移动的。如果先种植再矫正，就会把简单的问题复杂化。不排除个别情况下，要把已经种好的种植体取出来，再矫正，这样既多花了钱又遭罪。如果咬合不好，首先要看正畸医生，从全局对你的咬合进行规划、制订方案，所以要先矫正再种植。

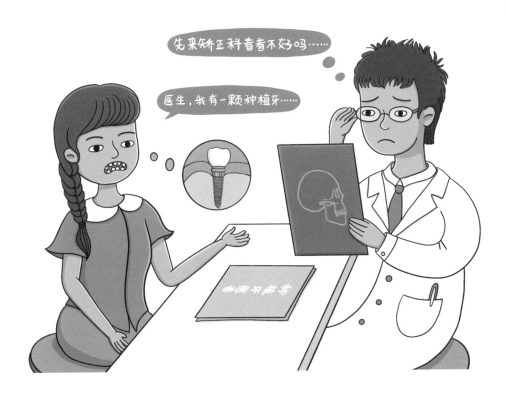

22. 种植牙和真牙一样吗?

　　种植牙和真牙最大的区别是感受不到食物的软硬和温度，它跟骨头是刚性连接。一是没有牙周膜。牙周膜是神经本体感受器，可以感受牙齿传导过来的力量感。种植牙能行使牙齿的功能，把食物嚼碎，但是对食物的软硬质地是感受不到的。二是没有神经系统，即牙髓。真牙的牙髓是可以感受到冷热温度刺激的。但是种植牙，没有神经系统，所以种植牙它既不能感受质地软硬，也不能感受温度。

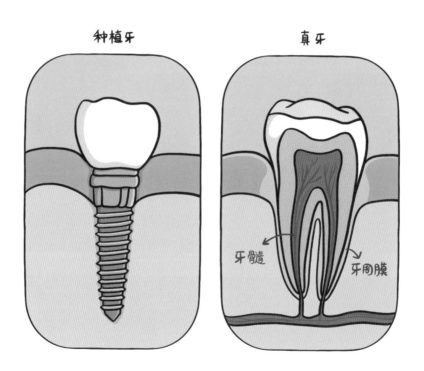

种植牙　　　　　　真牙

牙髓　　　　　牙周膜

23. 在国外，正畸医生谈到治疗计划不用"treatment plan"，而是用"philosophy"，为什么？

　　笔者第一次到美国，听正畸医生相互讨论病例时说到治疗计划，大部分人不用"treatment plan"，而用"philosophy"。起初有点不理解，但慢慢地感觉，这个词能更传神地表达治疗计划。

　　最早，Tweed就提出，正畸是科学与艺术的统一，把正畸用两个维度来表达。什么是科学？科学是有根有据的、能够被反复验证的、表达精准的学问，它代表着客观和理性。什么是艺术？艺术是发现美、创造美的，从美的角度去理解和表达世界的过程，它代表着主观和感性。那什么是哲学？哲学（philosophy）希腊语的原意是爱智慧。哲学研究的是事物本质背后的逻辑和脉络，是在表达形而上，它代表着深刻和本源。

　　如果一位正畸医生，对哲学理解得越深入，那看待科学和艺术两条分支脉络也会越清晰、越深远。由此对待患者的时候，就会知道到底是需要多一点儿科学的咬合，还是需要多一点儿艺术的美感。

扫二维码，发现更多精彩！
主编袁峰医生完整讲解视频分享！

这样才能做出一个非常好的正畸案例，而不仅仅是把患者的牙齿排齐对好，那个叫"排牙匠"。这不是医生要成为的、能带给患者灿烂笑容和优质生活的"正畸医生"。所以说，一次好的正畸治疗，一定要从科学和艺术两个方向去找它的脉络。一名好的正畸医生，应多从哲学的层面，去思考你的治疗计划和治疗方向。

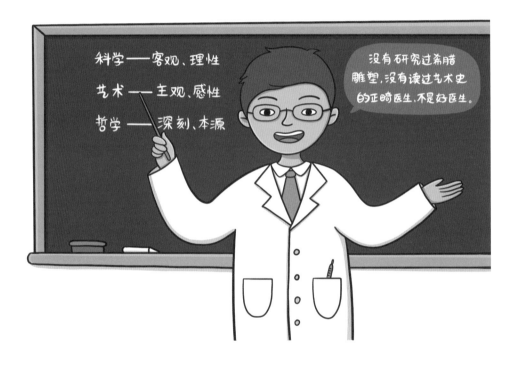

牙齿矫正：
儿童及少年篇

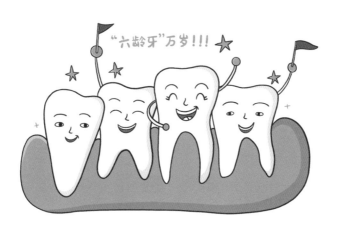

1. 3岁以前，婴幼儿阶段需要做好哪些牙齿保护？

6个月前，没有长牙，也要"刷牙"。

牙床的清洁保健，和牙齿一样重要。刚出生的宝宝还没长牙，这时候可以每天用干净的纱布清洁牙床。这个动作既是在清洁口腔，按摩即将萌芽的牙床，也是在给宝宝一个很好的刷牙启蒙，后面用牙刷刷牙的时候，宝宝会更配合。

6个月至3岁，乳牙萌出期。

6个月时，第一颗乳牙从下前牙区开始长出来了。

1岁左右，孩子长了8颗左右的乳牙，看见什么都要啃一啃。到处都是他的口水，可以使用干净的牙胶或磨牙玩具，缓解出牙不适。在乳前牙萌出后、后牙萌出之前，用一次性的消毒纱布或指套牙刷蘸取饮用水清洁牙齿，1天3次或者多次，不建议用牙膏。

1岁后应减少使用奶瓶，训练用鸭嘴杯或小杯子来喝奶，训练爱刷牙的好习惯。

2岁半至3岁，20颗乳牙就长全了，其中有8颗重要的乳磨牙要用到11岁左右，乳磨牙的防蛀也很重要。这时可以用指套牙刷或小牙刷，用豌豆大小、无氟牙膏来刷牙。

Tips:

6个月时，长第一颗乳牙，先长下前牙，再长上前牙。

1岁半，口腔会有16颗乳牙。

2岁半，20颗乳牙全部长齐啦。

6岁开始长第一颗恒牙。

所以2岁半至6岁这个阶段的护理重点，是好好刷牙，没有蛀牙。

3岁以前的婴幼儿，要使用不含氟的牙膏。这么大的小孩，刷牙吐水的习惯还没有养成，因此含氟牙膏会被幼儿咽下去。时间久了，摄入过量氟，可能会造成氟中毒或氟斑牙。

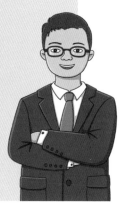

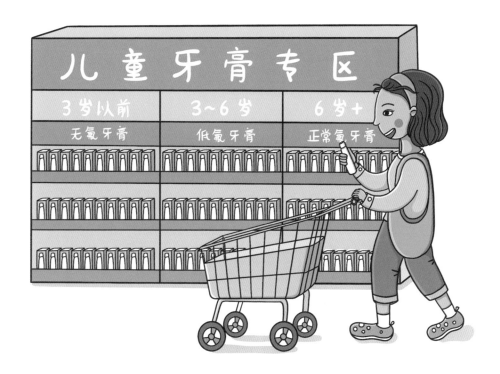

2. 4～6岁，学龄前儿童阶段需要做好哪些牙齿保护？

4～6岁，乳磨牙萌出，预防奶瓶龋。

在宝宝成长过程中，家长才是最好的老师。刷牙也是一样，父母不认真刷牙，宝宝的牙齿也不会好。孩子如果长期抱着奶瓶睡，奶瓶中的奶水、果汁等饮料中的可发酵糖类，长时间滞留在牙齿周围，会造成龋齿，被称为奶瓶龋。所以家长要掌握正确的刷牙护理方法，喝奶后即使不刷牙，擦拭口腔、喂口水、漱个口也好。

4岁左右时，要做乳磨牙窝沟封闭和涂氟。窝沟封闭是把大牙咀嚼面上的犄角旮旯填平，不容易滋生细菌，从而减少蛀牙的发生。

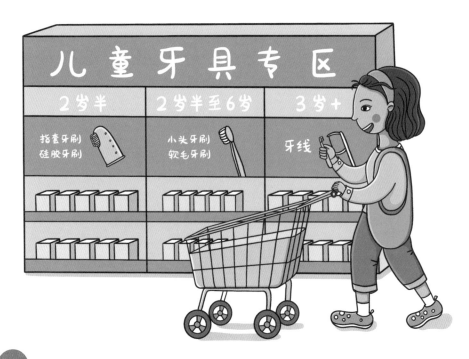

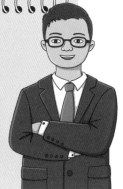

Tips:

一般2岁半至3岁，20颗乳牙全部长全，就可以涂氟了。涂氟的目的是，高浓度的外用氟，可以和牙釉质表面的钙，形成更坚固的氟化钙，从而可以增强牙齿的防龋能力。但是前提是，小孩要学会"吐水"这个动作，这样就比较安全。涂氟一年不要超过4次；如果不会"吐"这个动作，涂氟的频次不能太高，每年1～2次最多了。

扫二维码，发现更多精彩！
主编袁峰医生完整讲解视频分享！

3. 6岁，"六龄牙"为什么至关重要?

"六龄牙"是第一颗恒磨牙（也就是说这颗牙不会换，要用一辈子的），即六号牙。

对付这种窝沟复杂又易蛀的后槽牙，当然这时应再做一次窝沟封闭和涂氟。

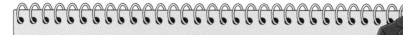

Tips:
窝沟封闭不能保证孩子不长蛀牙，但是可以减少60%的蛀牙发生概率。

窝沟封闭的时机与必要性

年龄	牙位	颗数	必要性	备注
3~4岁	乳磨牙	8颗	★★★★	
6~7岁	第一恒磨牙	4颗	★★★★★	必须做
12~13岁	前磨牙和第二恒磨牙	12颗	★★	

6岁的孩子，每次刷牙，含氟牙膏用"豌豆大小"，要注意养成良好的口腔卫生习惯。家长要监督他们刷牙。德国育儿专家强调，在6岁前，小孩子每天晚上刷完牙，家长要帮孩子再刷一次。9岁前，家长每周要帮小孩子刷牙至少2次。为什么要这样？因为小孩子的小手的肌肉协调性是差的，他没有办法可以把牙齿刷得非常干净。家长要不断指导，强化刷牙的手法。

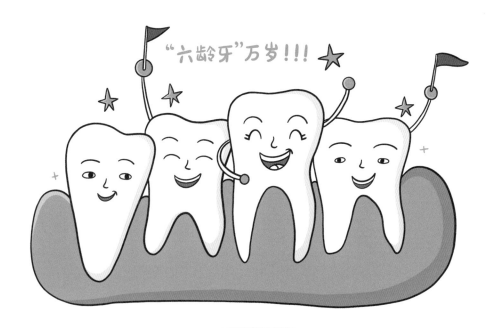

"六龄牙"万岁！！！

"六龄牙"是全口最重要的牙齿，相当于房子的承重柱。它的位置和坚固度，决定了整口牙的健康状况。全口最大的牙、功能最强的牙、牙根最大的牙、最早长出的恒牙都是它！

4. 7~12岁，学龄儿童阶段需要做好哪些牙齿保护？

这个阶段也是换牙期。

我们有20颗乳牙。

一般来说，7~12岁，每年换3~4颗牙。

一般来说，换牙的顺序是，先下牙再上牙，左右对称，从前向后换。当然也有例外，上颌的乳4就比乳3先换。

一般来说，同龄的女孩比男孩早换6~9个月。

一般来说，某颗牙比应该换的年龄，早换半年或晚换半年都属于正常，但

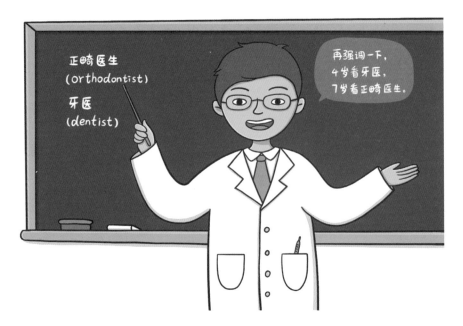

如果早或晚换一年，可能就有问题。

一般来说，乳牙没掉，恒牙从舌侧露头了，先不要急于拔乳牙，可以等6个月。如果超过6个月还不掉，就需要找牙医拔乳牙了。

为什么会有这么多的一般来说，是因为在换牙的过程中，有太多的偶发问题出现，所以要定期看医生。

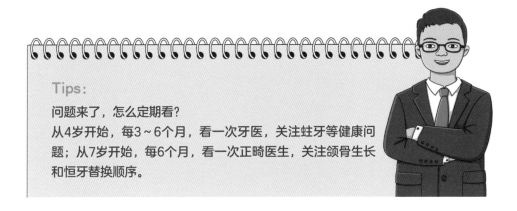

Tips:
问题来了，怎么定期看？
从4岁开始，每3～6个月，看一次牙医，关注蛀牙等健康问题；从7岁开始，每6个月，看一次正畸医生，关注颌骨生长和恒牙替换顺序。

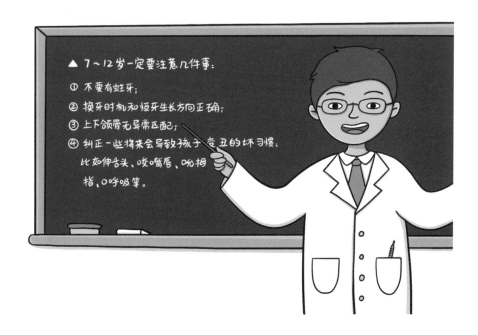

▲ 7～12岁一定要注意几件事：
① 不要有蛀牙；
② 换牙时机和恒牙生长方向正确；
③ 上下颌骨无异常匹配；
④ 纠正一些将来会导致孩子变丑的坏习惯，
比如伸舌头、咬嘴唇、吮拇指，口呼吸等。

5. 13~18岁，少年阶段需要做好哪些牙齿保护？

恒牙生长期

这时正畸医生全面检查牙齿、颌骨、面型，以及对生长潜力做出客观评估后，就可以出一套完整全面的牙齿矫正方案了。如果没有正畸医生的帮助，你可能很难判断哪颗蛀牙很严重了，哪颗牙长歪了，拥挤了，什么情况会影响颌骨发育，什么叫"地包天"、深覆殆、开殆等。

Tips:
如果说，矫正牙齿是早晚的事，那么这个时间段最好（13岁左右是最佳正畸年龄）。
①这时是身体的快速生长期，牙齿矫正的力量可以四两拨千斤。
②软组织改变比较大，往往可以让面型更加的协调。
③乳牙全部换完了。牙齿颌骨的问题比较明朗了。
④小孩子年龄也大了，行为可以更加配合了。
⑤进入青春期了，孩子有社交需求了，更爱美了。

18岁以后，骨骼就基本定型了。但成长的"剧痛"是不会停止的，大孩子这时遇到的牙齿问题，主要是智齿。绝大部分人都会在这个时候遇上智齿发炎，并且80%的智齿都不能顺利长出。情况差的智齿，还有可能引起前面一颗磨牙龋坏。

6. 不同年龄阶段口腔卫生的情况表现如何?

不同年龄阶段口腔卫生情况

年龄	牙列的分期	原因	口腔卫生评分
6岁以前	乳牙期	微生物菌群还未定型	★ ★ 较差
7～12岁	替牙期	牙齿替换频繁导致咬合异常	★ 非常差
13～18岁	恒牙早期	行为能力提高	★ ★ ★ 好
19～48岁	恒牙期	行为能力最高、对口腔保健重视	★ ★ ★ ★ 非常好
49岁以后	恒牙期	对口腔保健忽视,牙周问题表现明显	★ ★ ★ 一般

7. 儿童应在几岁进行正畸检查?

7岁需要关注以下儿童口腔问题

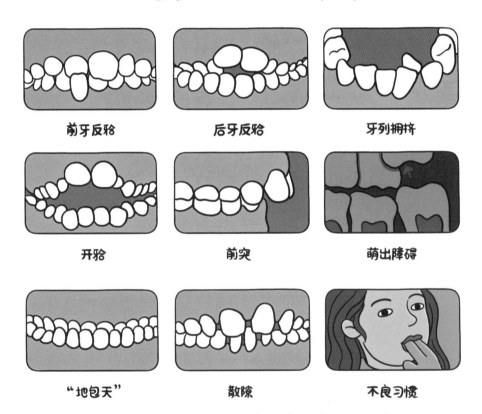

前牙反殆　　　后牙反殆　　　牙列拥挤

开殆　　　前突　　　萌出障碍

"地包天"　　　散隙　　　不良习惯

＊ 如果你的孩子有其中任何一种情况，请立即咨询口腔正畸医生。

【权威发布】

美国正畸协会（AAO）建议：儿童应在7岁前进行正畸检查。

①当第一磨牙萌出的时候，后牙的咬合开始建立，在这时可以评估前后向和横向的咬合关系，同时也可以发现功能性的偏斜和反𬌗。

②前牙开始萌出时，可以发现一些问题，比如牙齿拥挤、不良的口腔习惯、深咬合、开𬌗以及颌骨的发育异常。

③对大概60%的儿童来说，及时的评估和治疗，可以达到更好的上下颌骨生长趋势，以及牙量和骨量的协调。而对另外40%左右儿童来说，目前没有大问题，每半年复查1次就行了。

Tips:
AAO提倡在孩子7岁时进行全面的正畸检查，其中对于一些牙齿有问题的孩子需要进行早期干预。最终的正畸决策应该由孩子的正畸医生和家长共同决定。

8. 儿童的一些不良口腔习惯会有什么影响？

舌习惯

在1岁以前，幼儿是以吮吸动作为主，这时候20颗乳牙没有长全，舌头处于被动性的后缩和下降的位置，利用颊肌的力量吮吸母亲的乳汁。2～3岁之后能正常吃饭了，吮吸的力量减弱，舌头就会慢慢回归到正常的位置。

不良舌习惯的影响：如果在3～6岁低位舌没有恢复到正常位置，会对发音造成影响，唇齿音不清楚、大舌头、口水音等。如果到6～12岁还是没有恢复到正常位置，会促进下颌位置异常，导致咬合错乱、颏部偏斜等。

最佳干预时间：7～8岁，或及时发现及时干预。

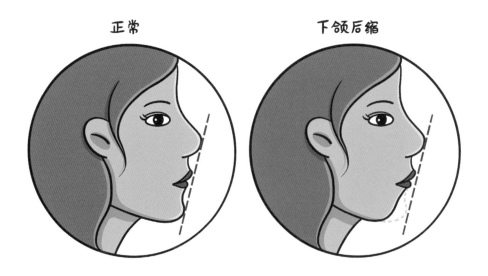

正常　　　　　　　　下颌后缩

唇、颊习惯

舌肌、唇肌和颊肌组成了口周肌肉，并且唇、颊肌应和舌肌达成肌力平衡。正常咽口水时，只应该舌头动、舌骨舌根在发力，其他面部表情肌和口周肌都不应该发力。但是唇肌封闭性不良的人，吞咽口水时，嘴唇发力，面部表情肌也在发力，有的人甚至脖子也在发力，都在辅助吞咽口水，那么这就是典型的"异常吞咽"。

不良唇习惯的影响：有些儿童会习惯性地咬嘴唇、吸嘴唇，这都是一些不良唇、颊习惯的表现。咬嘴唇的时候嘴唇会反向顶切牙，导致上下切牙间的距离变大，造成龅牙、深覆盖、上下牙齿的不协调。

最佳干预时间：7~8岁，或一经发现立刻治疗。

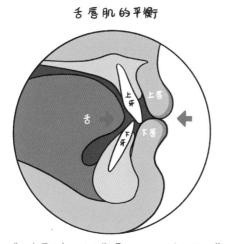

舌唇肌的平衡

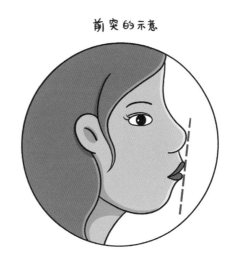

前突的示意

"牙齿唇舌侧肌力平衡是面型协调发育的基础"

9. 你知道儿童的3个颌骨生长发育的 高峰期是在什么年龄吗?

①4~5岁,这个阶段儿童的第一副牙齿已经发育完毕,恒牙胚在骨骼中发育;

②7~10岁,这个阶段正在换前牙,"六龄牙"已经萌出;

③13~15岁,这个阶段口腔中乳牙替换完毕,进入了恒牙期。

这3个年龄阶段就是儿童颌骨发育的快速生长期,早发现早治疗,尽早解决牙齿不齐和面部发育不足的问题,让孩子牙齿整齐,拥有完美脸型。

所以明显骨性的问题,比如骨性反殆、骨性偏殆、骨性下颌后缩、骨性深覆殆等有可能需要在不同的治疗时期加以引导。

不同年龄阶段需要解决的口腔问题

类型	4~5岁 乳牙期	7~10岁 替牙期	13~15岁 恒牙早期	18岁 成年后手术
需要解决的问题	骨性反殆、骨性偏殆	骨性反殆、骨性偏殆	骨性反殆、骨性偏殆	骨性反殆、骨性偏殆
	重度深覆殆	重度深覆殆	重度深覆殆	
		上突下缩	上突下缩	骨性前突
		上下宽度不匹配	上下宽度不匹配	
		牙性反殆	牙性反殆	
			牙齿拥挤等	
发生率	3%~5%	40%~60%	70%~95%	5%~10%

10. 什么情况下会需要在乳牙期做矫正?

已知2岁半至3岁的时候,孩子的20颗乳牙基本都生长完毕了。2~6岁的时候是乳牙稳定期,可以咀嚼比较复杂的食物了。那么,有没有乳牙期需要做矫正的孩子呢?

有,但是很少。

乳牙期有以下两类情况是需要做矫正的:

一是反𬌗情况。下牙咬在上牙的前面,有"地包天"的症状。

二是非常深的覆𬌗情况。上牙盖住下牙后,咬到下牙的牙龈了,咬苹果可能也会造成出血。

如果家长发现自家的宝贝有这两类情况,即使是在三四岁也一定要带孩子到正规的正畸诊所,请正畸医生评估1次,看是否需要提前做干预性矫正。

除了以上情况,其他大部分情况只需要观察,不需要治疗。

比如乳牙之间有缝是正常现象。乳牙期间笑的时候露牙龈也属于正常现象,只需要定期复查即可。中度以下的深覆𬌗也不需要治疗。

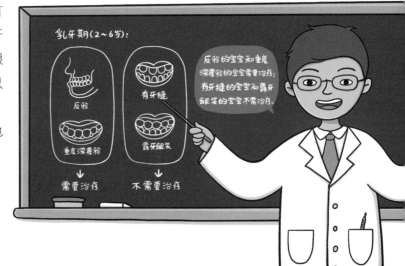

11. 如何判断我的孩子是否有"地包天"趋势？

这其实有点难判断，因为"地包天"是常染色体中的隐性遗传。一般可以从遗传和前后牙的咬合两方面来看。但这并不准确，只能作为参考。因为拍X线片后能看出很明显的反颌，但是前牙表现可能并不明显。所以家长认为不厉害的反颌，可能是一个很难治疗的骨性反颌。

反颌的4个治疗窗口期：4~5岁、7~9岁、12~14岁、18岁。

建议在这4个治疗窗口期开始的时候，找到正畸医生检查，通过拍摄X线片，可以判断是否有反颌趋势，以及反颌的程度与类型。

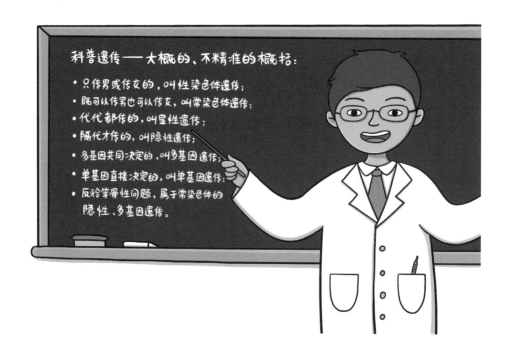

12. 什么叫干预性矫正？干预性矫正的意义是什么？

7~10岁时，先做一次矫正，这叫干预性矫正或一期矫正；12岁再做一次矫正，叫二期矫正。

6~12岁这个阶段是替牙期，即乳牙列和恒牙列共存的阶段。乳牙列在换牙期间患有蛀牙的可能性很大，常会伴有疼痛，痛了就不愿意去触碰，不愿意刷牙。这时期的儿童口腔清洁很差，牙齿综合表现也会变差。对于颌骨有明显不良发展趋势的儿童，正畸医生会建议进行干预治疗。

纵观发达国家，干预性治疗的比例占适龄儿童（7~11岁）的60%，在国内进行干预性治疗的比例仅有2%左右。

①6~12岁儿童的牙齿与颌骨的生长，受到诸多因素的影响。若已发现的问题得不到及时处理，这些骨骼或牙齿的问题就会累加。到了12岁，所有牙齿换完后，就比较难矫正了。

②这个阶段属于生长的快速期，如果涉及骨骼问题，比如"地包天"、颏部后缩、颏部偏斜等，如果不及时加以干预，骨骼的生长发育和上下匹配就会表现出明显的差异。

③干预性矫正除了矫正本身外，还要对儿童行为进行诱导。儿童从乳牙期过渡到恒牙期，口周肌肉行为习惯也会随着年龄而改变。如果正畸医生对不良舌习惯、不良吞咽习惯、不良唇习惯、不良颊肌习惯、不良呼吸方式等进行诱导，则很多问题会被遏制，从而使面型生长得更协调。

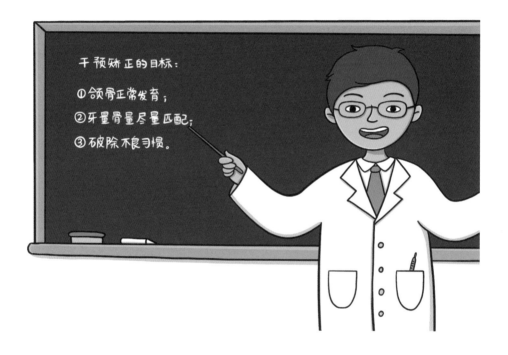

13. 为什么这个年龄段（7~10岁和12~15岁），是牙齿矫正的"黄金年龄"时期呢?

7~10岁

这时孩子都处于换牙阶段，换牙的顺序和时机不对，就会导致面部颌骨发育左右不对称、上下不匹配。还有一个原因是，若有蛀牙了，疼痛了，孩子就不愿意用这一侧去咀嚼，也会导致偏侧咀嚼，让面型发育不对称。所以这个阶段一定要带孩子看正畸医生，保证换牙顺序正确。如果顺序不对，医生就会采用早期干预的矫正方法去加以引导，从而使换牙达到正确的顺序，颌骨得以顺利生长。

12~15岁

正式的矫正年龄是在女孩子11岁半，男孩子12岁。当然也有发育较晚的孩子在13~14岁做矫正的。因为正常情况下12岁乳牙就替换完毕了，并且这时是少年生长发育的高峰期，施加在牙齿上的力量只需要很小，就可以使牙齿移动效果很好。这时期孩子颌骨依然有生长潜力，矫正牙齿也可以改变颌骨发育的部分问题，使双侧咬合达到平衡状态，对于颌骨的生长也会有引导，脸型也会进一步改善。

14. 为什么我的孩子做了干预性矫正，医生还要让做二期矫正？

一期矫正称为干预性矫正或预防性矫正。

治疗对象：7~10岁的儿童。

适龄比例：50%~70%，据统计，一多半的孩子应该做。剩下的孩子不需要做，定期观察即可。

治疗时长：1~1.5年。

治疗目标：尽早让儿童开始肌功能训练，让颌骨得到匹配从而能更好地发育。

二期矫正就是传统意义上的矫正，俗称箍牙。

治疗对象：12~15岁的少年。

适龄比例：90%~95%，据统计绝大多数孩子，都应该在这个年龄段箍牙。

治疗时长：2年左右。

治疗目标：达到排齐牙列、调整咬合关系的目的。

所以这两个阶段的矫正目标是不一样的，在国外并称为双期矫正。

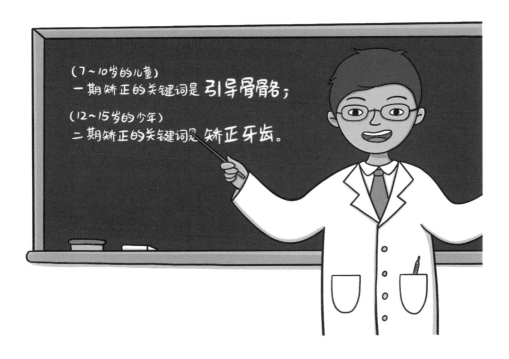

15. 做过一期矫正了，感觉牙齿发育情况尚可，可以不做二期矫正吗？

也有不需要做二期矫正的，但是非常少。

这个比例为1%～2%，比如100个儿童做了干预性矫正，只有1～2位"幸运儿"，不需要二期矫正。最后牙齿长得也非常整齐，咬合关系也非常好，当然有这种可能性，但这种情况非常少。所以大部分人，还是要继续做二期矫正。

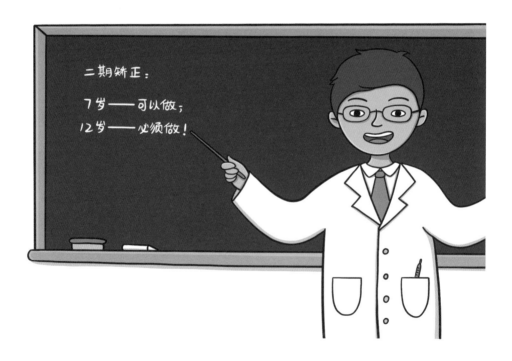

16. 这么多干预性矫治器，该选择哪一种？

目前市面上，有超过20种的干预性矫治器。有一些矫治器的品牌化做得很好，家长很可能知道它们的名字。但其他大部分矫治器，连普通牙医也没有听说过。这时，必须听专业正畸医生的建议，先对儿童进行临床检查后，根据牙齿的问题，再给出适合的矫治器来治疗。

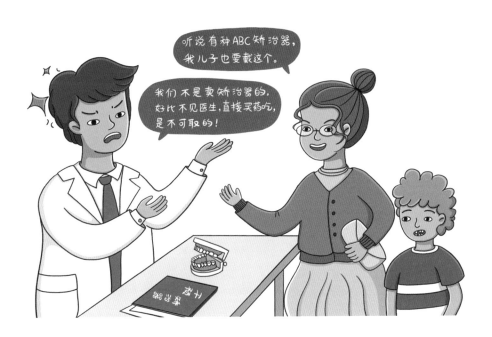

12岁以前基本都是娃娃脸（baby face），特点就是软组织多，脸显得比较圆。拍X线片后，医生能根据颌骨测量，看出来脸型的不对称。但是家长平时用肉眼，是看不出小孩子的大小脸的。

等到青春期的时候，长个子了，随之脸也会瘦下来，骨骼的偏斜也就呈现出来了。12～15岁是生长发育的高峰期，这阶段换牙已经结束，如果这时候咬合不匹配，会导致两侧的颌骨发育不一致，大小脸就变明显了。

基因的作用，其实非常的强大。有些骨性明显的反𬌗、偏𬌗、下颌后缩，即便医生很努力地矫正，也很难改变基因原本的生长轨迹。这时，就需要给患者说，不排除18岁后，需要手术，切骨头来改变颌骨的可能。

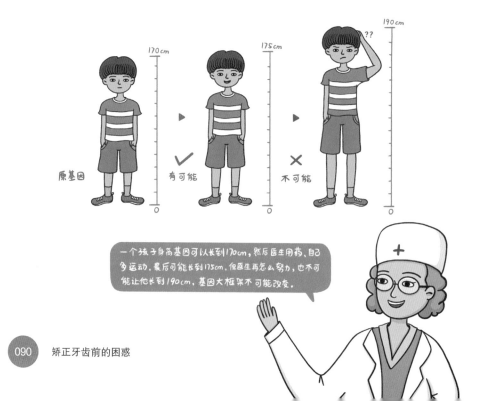

一个孩子身高基因可以长到170cm，然后医生用药、自己多运动，最后可能长到175cm，但医生再怎么努力，也不可能让他长到190cm，基因大框架不可能改变。

18. 如果有大小脸的趋势，又错过了这两个阶段（7~10岁和12~15岁）该怎么办？

如果在之前两个阶段（7~10岁和12~15岁），都没有接受正畸治疗，那到了成年后再拍X线片，这时大小脸就会显得非常厉害了。在这时候做矫正，只能把牙齿的咬合进行匹配，但是骨骼已经定型不能改变了，矫正治疗只能让咬合更平衡，抑制大小脸偏斜往更严重的方向发展，但是已经发育定型的骨骼是无法改变的。大小脸偏斜可能在未来3~5年不会有太大改变，但是用10年、20年的维度来看，大小脸偏斜不治疗，久而久之脸歪这件事会越来越厉害，越来越偏。

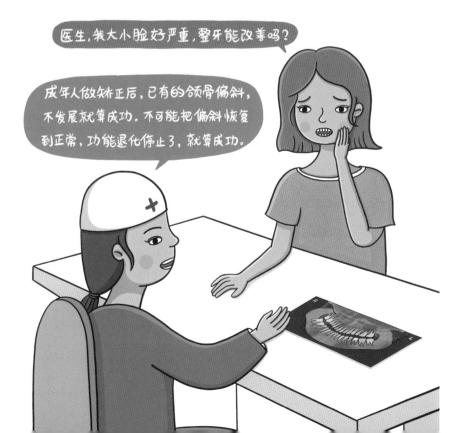

一些被"妖魔化"的正畸副作用

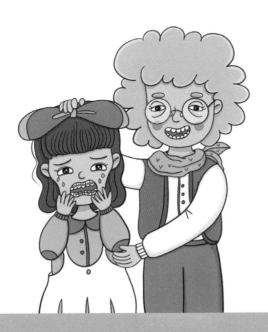

1. 矫正后的牙齿会松动吗?

　　不会，矫正后的牙齿比没有矫正过的牙齿综合状况反而要好太多。这是国外正畸医生近100年纵向队列研究得出的结果。矫正过程中的牙齿是微微松动的，一旦移动到目标位置，新的细胞成骨后，牙齿就趋于稳定。这个过程为3~6个月，所以刚拆牙箍，一定要好好戴保持器。

　　人老了牙齿逐渐松动、脱落的主要原因是牙周病。换句话说，人老了牙齿松动与牙齿矫正是没有关系的。事实上，牙齿矫正后，排列更加整齐，咬合更加平衡，这有利于口腔清洁，有助于牙周的健康。从这个意义上说，牙齿矫正后的人，年老后牙齿反而更不容易松动。

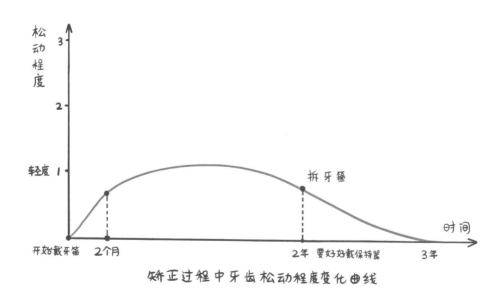

矫正过程中牙齿松动程度变化曲线

2. 什么是"黑三角"？是不是正畸做坏了？

不是，正畸不会产生"黑三角"，但会让你之前的牙周问题表现出来。

"黑三角"是一个专有名词，就是在两颗牙齿的接触点到牙龈乳头之间的空隙，通常呈三角形状，没有牙龈充填，呈黑色。"黑三角"出现在牙周治疗后或正畸后。牙齿拥挤形成的卫生死角是细菌的聚集地，是牙周变差、牙槽骨吸收的根源。正畸不会让你之前的牙槽骨水平变好，也不会让它变差，但会让之前已经存在的牙周问题表现出来，这不是坏事。

"黑三角"的出现，意味着牙缝之间的细菌更易于被清除，意味着牙周更趋于稳定。所以，整齐的牙齿出现，"大白于天下"的"黑三角"反而更利于健康。成人正畸后，多多少少会有些"黑三角"的问题，越晚做正畸，"黑三角"越大。小孩子做正畸，基本没有"黑三角"。一是18岁前牙龈可以再生，二是小孩子的牙周一般不会太差。所以，越早正畸，就是越早止损。

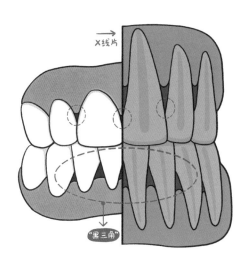

X线片

"黑三角"

3. "黑三角"可以改善吗？我能不能让医生帮我补上？

　　牙齿矫正前，正畸医生会把"黑三角"的因素考虑进去的。必要时，会把牙齿稍微片切一点，压低一点，位置调整一点，从而使"黑三角"看上去有所改善。但不会刻意地去完全消除"黑三角"，正畸医生还是要以牙齿的功能指标和美观指标相平衡的原则，来调整牙齿。如果有余量，正畸医生会稍微片切一些。如果没有余量，"黑三角"不纳入调整范围。

　　"黑三角"暴露出来，其实对牙周是有利的，尽量不要用遮盖的方式去把"黑三角"补上，这就本末倒置了。"黑三角"一旦用材料遮盖住，这地方更容易藏污纳垢，增加了清洁的难度，反而会导致牙槽骨进一步吸收。所以从正畸医生的专业角度来评估，更注重牙齿的远期稳定性。就美观而言，只能尽可能使"黑三角"小一点。若实在想遮盖，用瓷贴面修复的方式是可以的，但是用外物把"黑三角"充填遮盖住是不推荐的。

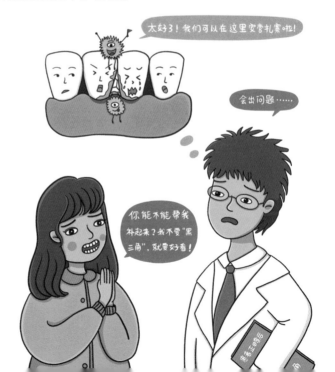

4. 什么是"牙套脸"？为什么会有"牙套脸"？

在矫正牙齿的过程中，许多人会发现脸颊两侧和太阳穴会凹陷，颧骨会显得突出。这些表现，被国内网民戏称为"牙套脸"，还有人给它取了一个更恐怖的名字"葫芦脸"或"骷髅脸"。在牙齿矫正的过程中，饮食会有不便，咀嚼效率降低，这是咀嚼肌暂时萎缩的一种表现。在牙齿矫正的头半年容易出现，在治疗后期逐步恢复，在矫治器拆除后大半年左右，会完全恢复。还要强调一下，这个词最初是国内的网络用语，国外尤其欧美患者，好像从来不纠结这个问题，因为他们对牙齿矫正的过程有充分了解。所以，不会过度焦虑。

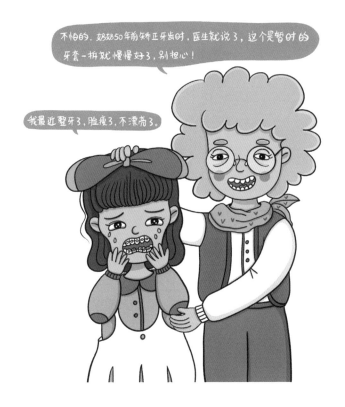

5. "牙套脸"是因为我的胶原蛋白流失了吗?

不是,"牙套脸"的本质是暂时性的肌肉萎缩。牙齿矫正一开始,吃饭会受限,咬合力暂时会减小,肌肉就萎缩了。肌肉有一个特点,就是肌纤维的细胞数量是终身稳定的。假设婴儿的胳膊上有一万条肌细胞,长大后即使变成举重运动员也只有一万条肌细胞,但是胳膊为什么会变粗呢? 其实是因为每个肌细胞拉伸后的增生,导致肌细胞变粗,这就是健身后肌肉会变大,一不健身又会回去的原因。所以,几乎每个矫正牙齿的人,理论上都会有"牙套脸",但这是暂时的。正畸结束后,咀嚼力恢复,"牙套脸"也就恢复了,所以不用太纠结在"牙套脸"这件事上。

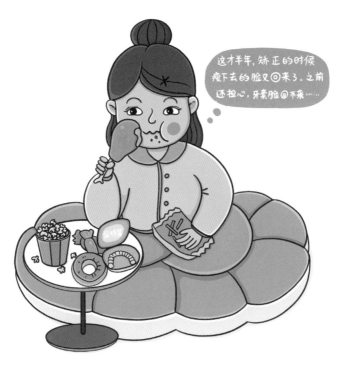

6. 牙齿矫正会导致法令纹加深吗?

不会，牙齿矫正不会导致法令纹加深。

法令纹与面部软组织结构、咀嚼、表情甚至是心情都有关。咀嚼效率降低，咀嚼肌没有得到锻炼，可能会出现法令纹；表情如果太丰富也会造成法令纹加深；心情抑郁，整天哭丧着脸，也有可能导致法令纹加深。总之，法令纹的形成与做矫正是没有直接关系的。所以，在正畸诊断需要的诸多检查指标中，就没有法令纹这一项。

Tips:

其实，法令纹在许多国家被称为"笑沟"，是开心表达情绪的一项重要指标。没有法令纹反而被称为"面具脸"。所以说，审美是一种主观感受，有人喜欢有人不喜欢。

扫二维码，发现更多精彩！
主编袁峰医生完整讲解视频分享！

正畸结束
就一劳永逸了吗？

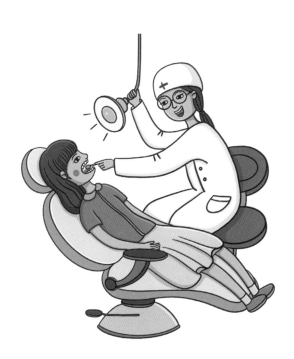

1. 为什么做完牙齿矫正了还需要戴保持器?

牙齿移动到了新的位置,骨改建一般在3~6个月完成,但是软组织改建非常慢。"Muscle Win"说的就是这个意思,肌肉的记忆是非常顽固的,牙齿矫正之后,要一直保持在牙齿矫正刚刚结束的状态是非常难的。复发是绝对的,保持是相对的。佩戴保持器就是为了让这个变化的比率<10%(肉眼不可见的改变),这就是戴保持器的意义。

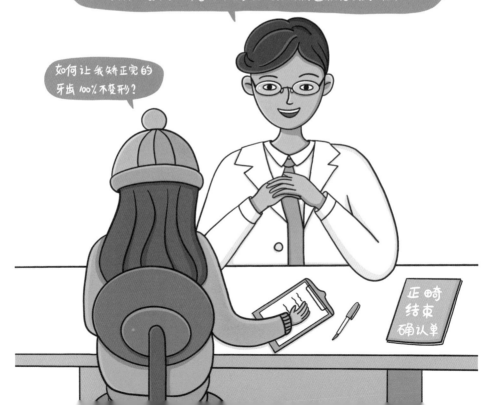

不会。

你想，用持续的力矫正牙齿，花了2年多的时间，才从起点到终点。现在即便你不戴保持器，在没有外力的情况下，从终点100分的位置，完全回到起点0分的位置，是不可能的。临床上，如果从100分回到75分，就已经是很大的复发了。所以医生还是希望，正畸结束的患者，要好好佩戴保持器，把复发控制在10%以内，这就是一个非常成功的保持。

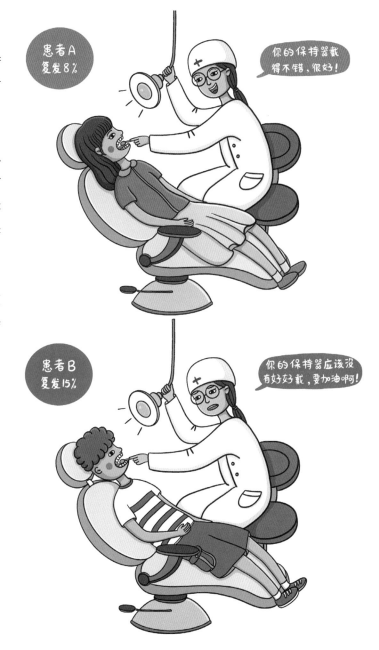

3. 为什么需要3种保持器搭配使用?

这是2010年，笔者去澳洲参加WFO年会时，与两位教授讨教得出的经验。一位是学院派的教授，他做过大量研究，分别阐述了这3种保持器的优势。还有一位教授是临床实践派，美国非常有名的正畸医生，多位好莱坞明星都在他那里整牙，也推崇这一套保持策略。笔者综合了这两位教授的经验，形成了齐美矫正特有的保持策略：3种保持器的组合。这3种保持器各有优缺点，如果单独使用其中1种或2种是达不到最大限度地保持其有效性的，3种保持器组合才是最佳选择，能够最大限度地减少复发。

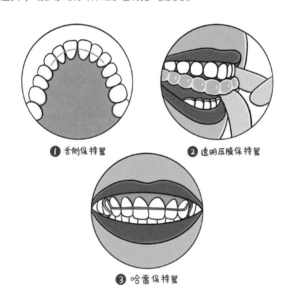

① 舌侧保持器　② 透明压膜保持器

③ 哈雷保持器

扫二维码，发现更多精彩！
主编袁峰医生完整讲解视频分享！

日常口腔清洁与维护

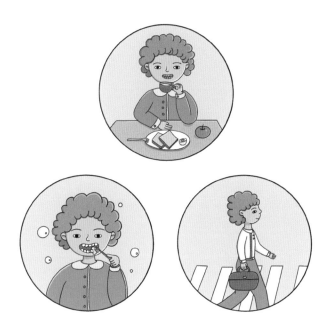

关于口腔卫生维护，最常犯的三大问题！

不会刷牙！不会用牙线！有牙周炎置之不理！

你真的会刷牙吗？

你会用牙线吗？

有牙周炎了怎么处理？

接下来，我们逐个讲解。

1. 牙齿酸痛是怎么回事?

牙釉质在牙齿的最外层。牙本质在釉质的内侧,牙本质内有神经分布,可以感知冷热和物理刺激。常见的刷牙时牙齿酸,就是牙本质敏感。其实这就是牙釉质保护层消失后,牙齿的一种反应。补牙时感觉酸痛,也是因为发生在这一层。

牙髓在牙本质内侧,如果蛀牙已经深入到这一层,那么只能抽牙神经了。

牙齿结构特点及作用

牙齿结构	质地	颜色	神经敏感度	作用
牙釉质	硬,非常耐磨	白	没有感觉	保护牙齿
牙本质	较硬,不耐磨	黄	触及会酸	感受冷热
牙髓	软	红	触及剧痛	提供营养

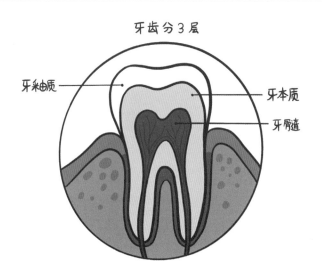

牙齿分3层

牙釉质　　　牙本质　　　牙髓

2. 夜磨牙对牙齿的伤害有多大?

　　牙釉质非常坚硬，仅次于金刚石，我们在吃食物的时候，上下牙齿真正有接触的机会很少。所以说，正常吃饭是很难真正引起牙齿磨损的，牙釉质厚度完全可以保证70～80年的正常饮食。但如果牙齿之间没有食物时的"干磨"，是很损伤牙齿的，是正常磨损速度的3～5倍。换句话说，"干磨"可以让你的牙齿寿命快速缩减。

　　最常见的"干磨"发生在以下两种场景下：

　　①夜磨牙。许多人在半梦半醒时，自己都能感觉到自己的牙齿在"咯吱咯吱"的摩擦。睡在旁边的亲人，也能听到这种声音。这种牙和牙的直接摩擦，可以使牙釉质快速损失掉。

　　②牙列不齐导致的单侧咀嚼。出现这种情况时，只能用特定角度或特定部位的牙齿咀嚼。如果稍微换个位置咬，个别牙齿就会"撞击"在一起。长期如此，也会引起牙齿的釉质磨损。

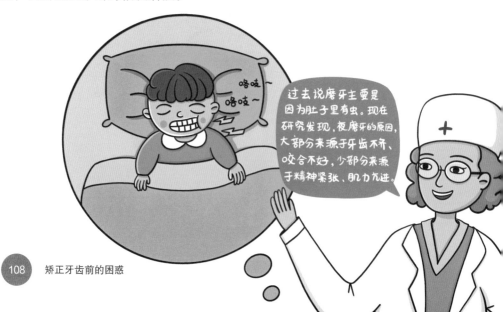

3. 日常该如何维护自己的牙齿呢（家庭版）？

日常口腔清洁与维护（家庭版）

牙齿清洁（dental cleaning）分为刷牙（brushing）和使用牙线（flossing）。

在西方，牙齿清洁分刷牙和牙线两步。每个人从小就这样做，因为牙齿的邻面是刷不到的，只能用牙线清洁。但大部分人从小没有用牙线的习惯，应该学习起来。

Tips:
刷牙最常见遗漏的部位：上牙后牙的外侧、下牙大牙的内侧、下前牙的内侧。

4. 怎样做到好好刷牙？

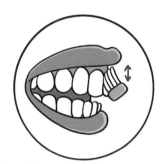

步骤 ❶ 刷上下排前牙的外侧面

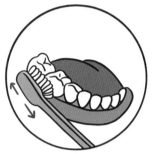

步骤 ❷ 刷上下排磨牙的外侧面

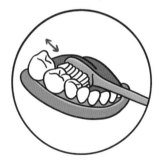

步骤 ❸ 刷上下排牙齿的内侧面

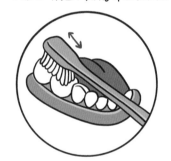

步骤 ❹ 刷牙齿的咬合面

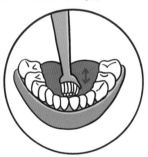

步骤 ❺ 刷门牙的内侧面

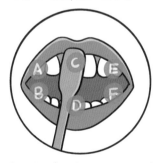

步骤 ❻ 将牙齿分为六个区域，
保证每个区域都刷到

5. 怎样使用牙线?

取约40cm长的牙线，中间预留1~2cm，将牙线绕在中指上。轻轻地将牙线推送到牙缝间，反复来回摩擦牙齿侧面。

使用牙线

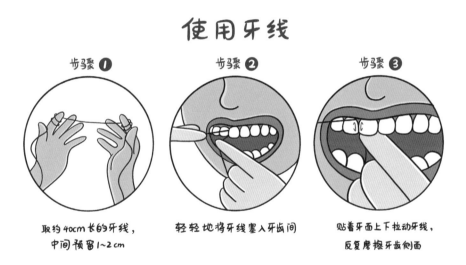

步骤 ❶

取约40cm长的牙线，
中间预留1~2cm

步骤 ❷

轻轻地将牙线塞入牙齿间

步骤 ❸

贴着牙面上下拉动牙线，
反复摩擦牙齿侧面

6. 电动牙刷会比普通牙刷刷得干净吗?

确实。

目前基本可以下定论，市面上合格的电动牙刷，刷牙的效率都比普通牙刷高。一般认定，手动牙刷刷牙时间必须为3分钟，但是电动牙刷的计时器一般都是2分钟，因为电动牙刷刷2分钟的效果可以超过手动刷牙刷3分钟的效果。但是，千万不要选择不合格的电动牙刷，有可能会给牙齿带来损伤。

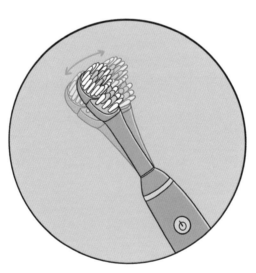

电动牙刷摆动频率很大，刷牙效率会比普通牙刷高。

7. 什么是"333刷牙法则"?

就是每日3餐后的3分钟内刷牙，每次刷牙3分钟。

推荐的做法：

早晨起床后，先漱口，之后再喝些水，再吃早饭。吃好早饭再刷牙。

中午吃完饭，最好是备一把牙刷在学校或单位，吃好午饭刷一次牙。

晚上目前普遍是睡前刷牙，而最好是吃好晚饭就刷牙，刷好牙后，晚上就不能再进食了。

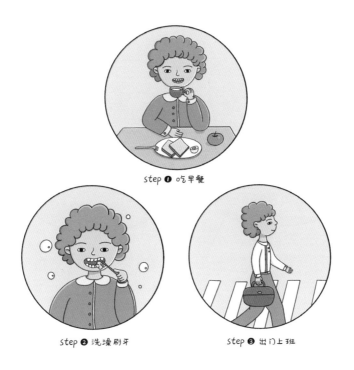

step ❶ 吃早餐

step ❷ 洗澡刷牙

step ❸ 出门上班

8. 我的牙齿非常紧，牙线塞不进去怎么办？

之前有患者问过笔者这样的问题，如果牙齿非常紧，牙线塞不进去，是不是牙齿好的表现。其实这样的牙齿是有问题的，邻面反而容易蛀牙，建议要定期看牙医。牙齿不是石头，纹丝不动是不对的，牙齿是有生理性动度的，为0.1～0.3mm。所以牙线在使用时，牙齿之间可以轻松通过但有轻微阻力地放入，才最好。

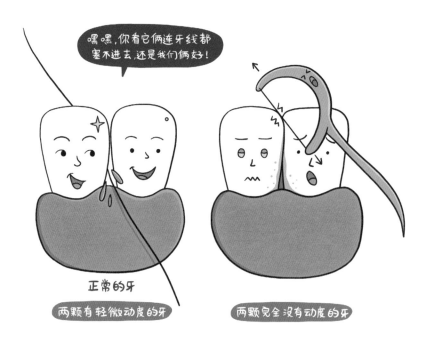

9. 牙刷该怎么选？刷毛越软的越好吗？

在牙齿矫正过程中，对于刷毛的选择，不论戴的是钢丝，还是隐形牙套，建议一定要选硬度为中毛的牙刷，尽量不要选择软毛牙刷。因为软毛牙刷的清洁力不强，戴上矫治器本身就比较难清洁，如果再选择软毛牙刷，这样清洁力就达不到，不容易清洁干净，就很容易导致蛀牙或牙周问题。建议选择正畸专用的"U"形和"P"形的牙刷。

戴隐形牙套，可以用电动牙刷。如果戴钢丝牙套，就别用电动牙刷了。不是说不能用，而是有钢丝在，刷头特别容易炸毛。要频繁换电动刷头，太贵了！

如果正畸做完后，牙齿整齐了，但牙龈有些敏感退缩，这时候才建议选择细软毛的牙刷。

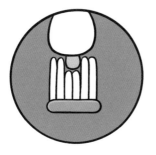

正畸"U"形牙刷

主要刷钢丝上下

正畸"P"形牙刷

主要刷牙齿之间

10. 牙膏该怎么选？越贵的越好吗？

从理论上来讲，牙膏的组成成分本质上没有太大区别，一般是这3个成分组成：发泡剂、研磨剂、芳香剂。发泡剂让牙膏起泡沫，从而容易带走异物；研磨剂让牙膏产生摩擦，容易把牙面上的污渍去除；芳香剂就是让牙膏具有各种香味从而去除口臭。

美白牙膏里的研磨剂占比相对较多，颗粒棱角也更分明，起到去渍的作用。另外还会加入一些过氧化物，起氧化还原反应，使色素变浅。

脱敏牙膏里加入了一些锶的化合物，可以让牙齿的敏感度降低。

防蛀牙膏里加入了一些氟化钠等氟化物，对龋齿起到预防作用。

所以100元的牙膏和10元的牙膏本质上其实并没有太大区别，选择自己喜欢的口感就行。

11. 牙线该怎么选?

好的牙线形状一定是宽、扁、薄的。有些牙线表面会涂一些薄荷,有些会涂有可食用蜡,这样牙线很容易就能滑入到牙缝中。如果横截面是圆形的牙线,就很难塞到牙缝中,长此以往对牙齿也是有损害的。越宽越扁的牙线就越好,也比较贵;窄圆的牙线就会便宜,所以还是一分价钱一分货。这就是判断牙线好坏的标准。

正畸专用牙线分3段。头部有一个塑料针,便于穿到钢丝的下方。而粗的毛线,便于带出牙缝中的食物残渣。

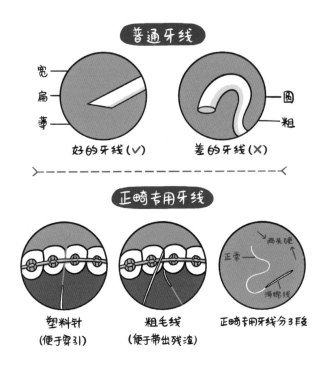

12. 日常该如何维护自己的牙齿呢（诊所版）？

日常口腔清洁与维护（诊所版）

养成每半年到口腔诊所找医生定期复查的好习惯。

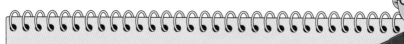

Tips:

1. 平均每半年到口腔诊所洗牙。
2. 建议每1~2年拍一次X线片，评估牙齿的健康状况。
3. 建立持续的口腔治疗档案。

13. 牙结石是怎么形成的?

在口腔中，牙结石或细菌的堆积需要依赖获得性膜，它是细菌赖以生存和堆积的基础，矿化的周期一般在3~4个月。它是一种无细胞、无固定形状、非溶解、半透明、有光泽的软沉淀，生长在牙龈颈部的位置。逐步的细菌附着，层层沉积，部分的获得性膜和细菌的菌落矿化之后就产生了牙结石。牙结石是一种疏松的蜂窝状物质，在显微镜下有点像蜂巢，是细菌高密度堆积的场所。

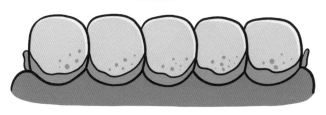

牙结石的构成

获得性膜 + 细菌 + 矿化 = 牙结石
(细菌赖以生存的基础)

14. 为什么要每年洗2次牙?

　　洗牙的频次建议是每年2次，尤其国外的商业保险公司或福利较好的国家都是强调每年2次。为什么是2次呢？而不是每年1次或每年3次。因为牙齿表面获得性膜的基质完全矿化需要3~4个月。洗牙的目的不仅仅是把肉眼可见的牙结石去除掉，更是把肉眼看不见的获得性膜破坏，一般半年获得性膜就成型了，这时候细菌非常容易堆积，牙结石形成的条件就非常充足，这就是为什么要每6个月洗1次牙。

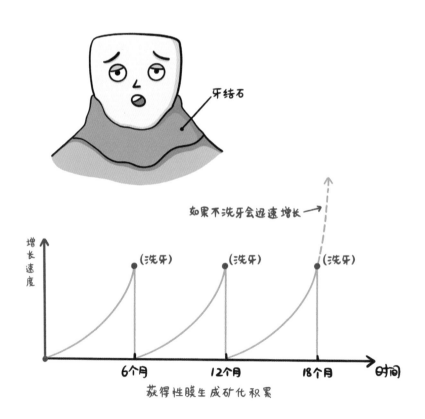

15. 为什么洗了牙还要做龈下洁治?

　　龈下洁治，俗称深刮。需要打麻药，把刮治器伸到牙龈底下去做深层清洁刮治，如果早期出现一些牙周疾病的症状建议一定要做深刮。如果不重视，牙槽骨每年退缩一点点儿，经过10年、20年以上，试想牙槽骨会退缩到什么程度? 并且牙周的退缩是不可逆的，一旦吸收了就长不回来了。所以建议牙周炎患者每2~3年要做1次深刮，每半年洗1次牙，经过这样系统维护过的牙齿，即便有轻度牙周炎，正常使用到70~80岁也完全有可能。

　　如果你看到这，就赶紧行动吧! 现在还不晚!

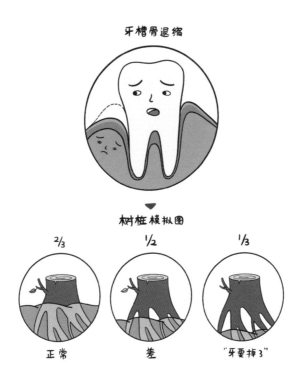

16. 如何判断自己有没有牙周炎（自查表）？

❶ 经常刷牙出血, 牙龈的泡沫成粉红色
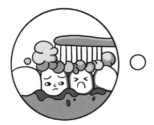

❷ 经常在熬夜、劳累后牙龈肿痛, 俗称"牙床上火"3. 其实这就是牙周在发炎
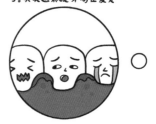

❸ 定期到牙科诊所拍片, 发现牙槽骨有退缩
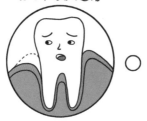

❹ 不时有咸咸的液体从牙缝中流出, 这有可能是牙周溢脓
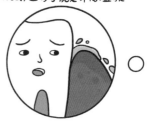

❺ 没有定期用牙线和洗牙的习惯
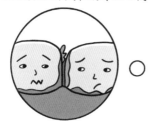

请在符合情况的 ○ 中画 "✓"

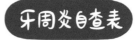
牙周炎自查表

※ 出现以上5种情况中的2项, 往往有比较厉害的牙周炎3

正畸医生经常被
问到的问题

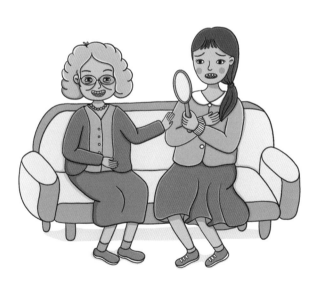

1. 拔智齿能瘦脸吗?

从正位片来看,颧骨支撑着面中部的宽度,下颌角的外缘支撑着面下部的宽度。智齿是在下颌角的内缘,所以从解剖形态上来讲,拔智齿不会减小下颌角的宽度。但是临床上,有些人发现拔完智齿脸会瘦一点,其实这是因为拔了智齿之后,吃的东西偏松软,咬肌得不到发挥就会有些萎缩。但是随着拔牙伤口愈合,不影响进食之后,咬肌得到锻炼,脸型就又会恢复回来了。

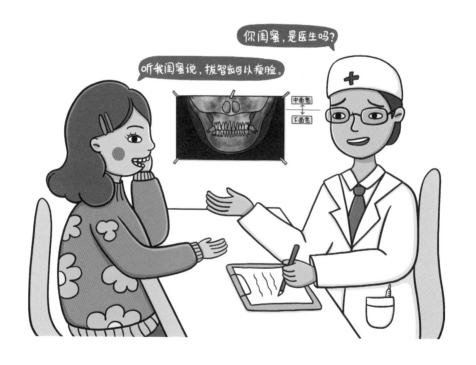

2. 戴上矫治器会很痛吗?

戴上矫治器后, 0～6小时不痛, 6～24小时慢慢上升, 2～3天到达波峰, 3～5天慢慢下降, 7天后趋于0。

戴上矫治器后第2～3天, 牙齿是最痛的时候, 但疼痛指数也只有2～3级。患者的感受就是, 在吃东西时, 牙齿酸软无力。但这种疼痛不影响睡眠, 不影响工作, 专业上称之为持续的不适感。

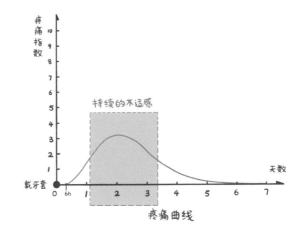

疼痛曲线

数字分级法（NRS）*疼痛级别

疼痛级别	疼痛定义	疼痛表现
1级	微度疼痛	痒
1～3级	轻度疼痛	刺手背、用力鼓掌、矫正牙齿
4～6级	中度疼痛	刀切到手、软组织挫伤、扭伤等
7～10级	重度疼痛	重度血管性头痛、骨折痛等
10级	最高级疼痛	孕妇分娩时的宫缩痛、癌症晚期的癌痛

*注释：NRS疼痛分级最早由Dr. Raymond Houde发明, 后由其学生Dr. John Farrar进行分类。

3. 牙齿越痛说明移动得越快？
不痛是不是牙齿就不移动了？

这要涉及疼痛的机制。疼痛周期与神经元细胞递质的分泌周期有关，与牙齿的移动速度无关。

正畸施加力量之后，牙周膜神经元细胞突触会产生细胞递质——5-羟（qiāng）色胺，这会造成神经兴奋，从而大脑接收到电脉冲，引发疼痛体验。5-羟色胺的生成和释放是有时间周期的，一般是5天左右。这就是为什么牙套刚戴上，前3~6小时不疼，其实这时牙套已经产生作用力了，但是5-羟色胺还没有开始释放。第2~3天分泌最旺盛，也最痛。第5~7天，分泌量明显减少，疼痛的感受就慢慢消失了，但这时牙齿依然在顺利移动。所以说，牙齿的移动速度和疼痛程度不具有正相关性。

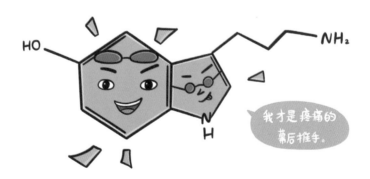

4. 为什么有时候没有加力，但是到了第3～4周又开始疼痛了？

这还是和递质的合成、分泌周期有关。

这也是因为5-羟色胺的分泌周期。它在第1周的时候已经释放完毕了，用来合成的原料已经全部用完，然后慢慢再聚集原料。到了第3～4周原料集结完毕后，又开始释放一点，所以又会感觉有点疼痛。但这时候的分泌量比第一次的量少，所以第二次的疼痛指数大概在2级左右，而且之后的疼痛呈波浪形，会越来越低。正畸1年后，临床上每次加力后就基本上不怎么痛了。

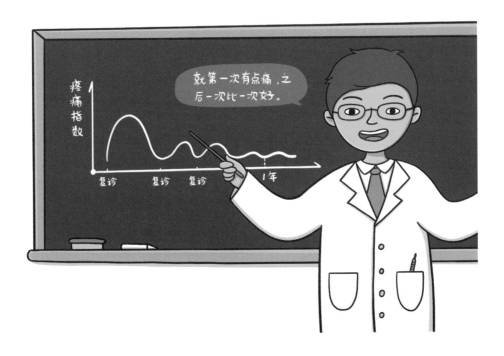

5. 矫正牙齿的力量一定很大，会不会把我的牙齿拉裂开？

不会，其实移动牙齿的力量非常小。

我们的咬合力其实很大，可以承受30～50kg的力，来做一个比较。不同食物对应的咬合力自查表：

咬合力自查表

食物	咬合力
风干牛肉	30～50kg
大杏仁	20～30kg
芹菜杆	15kg
托槽粘接力	5～10kg
移动牙齿	0.1kg

移动牙齿需要的力量其实很轻，0.1kg就足够了，也就是100g（2两）的力量。这是牙齿咬牛肉干所需力量的1/500。真有点四两拨千斤的意思。

大家可以看看齐美矫正的LOGO，当时是笔者设计的，有两层含义，其一是手环抱着牙齿，呵护你的牙齿的意思；其二就是像一个太极，四两拨千斤，需要用巧劲来移动牙齿。

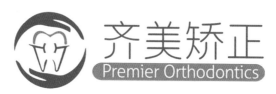

6. 为什么移动牙齿只需要很轻的力，医生还是会建议患者吃些软的食物？

这就要说到粘接剂了，目前粘接剂能承受的力量一般在5~10kg，这个力量远远大于移动牙齿所需的0.1kg的力，所以对于矫治器来讲完全足够了。但是5kg对于吃食物所需的力来讲，却是小巫见大巫。咬一口坚果，最少也要20kg的力，这可是4倍的粘接力。所以，为什么有些人会说："我粘的托槽怎么总掉？"大家可以反思一下自己的食物结构。比芹菜杆还硬的食物，矫正牙齿期间尽量不要吃了，稍微悠着点。

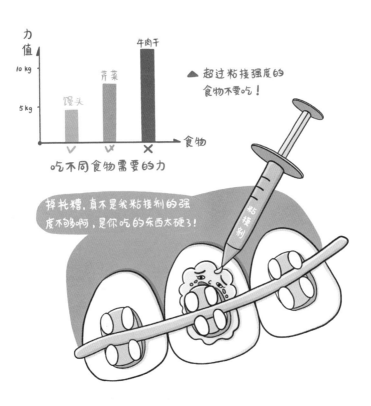

7. 怀孕了能不能矫正牙齿呢？

　　正在做正畸的患者，是可以怀孕的。但是发现怀孕了，就不能做正畸。听起来是不是挺拗口的？因为牙齿矫正前需要拍摄X线片，怀孕就不能拍X线片了。其实和正畸真正冲突的原因是X线片，而不是正畸本身。

　　怀孕和牙齿矫正其实是可以并行的。在法国、意大利、西班牙这些欧洲国家，正畸医生在给年轻的女性患者出治疗方案时，会顺带问一句最近是否有怀孕计划，如果患者说打算明后年怀孕，那医生会建议推迟半年或1年做矫正。因为这些国家的正畸医生，是比较主张正畸与怀孕并行的，因为这时期的雌激素和孕激素的水平会有成倍，甚至成几十倍的提高，相当于第二个青春期，可以大范围地促进骨改建，从而提升正畸效果。这对矫正来说，是加分项。所以，建议还未怀孕准备正畸的女性患者，可以先到正畸诊所拍片做诊断，半年后备孕的同时开始正畸。

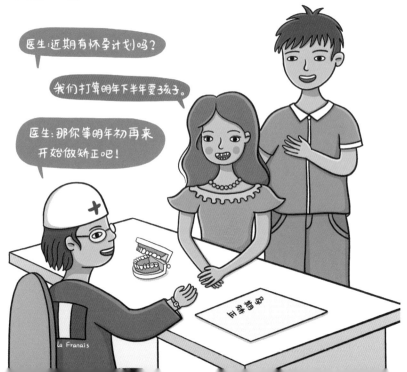

8. 哺乳期能不能矫正牙齿呢?

这就更不用担心了。

哺乳期可以拍X线片,不会影响正畸诊断,完全可以正畸。唯一对哺乳期有影响的就是注射麻药,麻药会随血液进入母乳内,但是目前采用的麻药的代谢半衰期是45分钟,经过5个半衰期就是4个小时后的母乳就是完全安全的,因为这时乳汁中的麻药含量几乎为零。所以,一般建议哺乳期的妈妈,将打完麻药后4小时内的母乳弃之不用,4小时后的母乳就可以进行喂养了。所以,如果是哺乳期要正畸,唯一的注意事项就是打麻药这个环节。

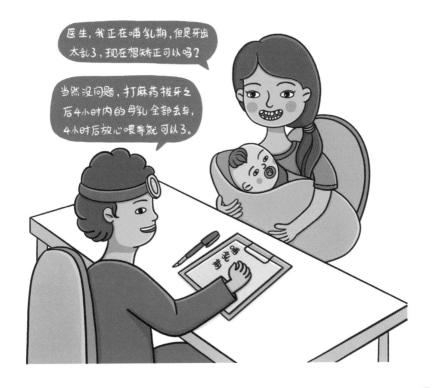

9. 年龄太大不能矫正牙齿吗?

牙齿矫正和年龄无关。

年龄再大，只要牙周健康，不论多大年龄都可以做牙齿矫正。但是，如果牙周不健康，患者再年轻，牙齿的功能也会受到影响。所以，无论年龄多大，只要牙周健康就可以做矫正。

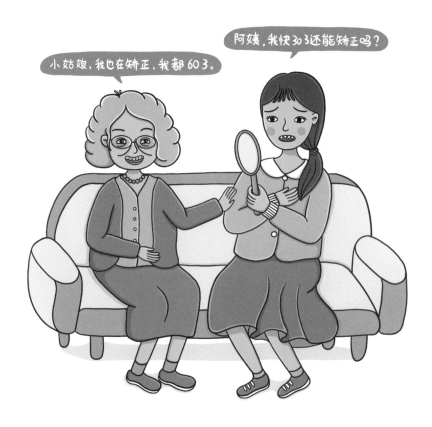

10. 矫正后的牙齿会不会掉?

不会。

随着年龄的增长,牙齿可能会变松,甚至脱落,这主要是由牙周炎引起的。牙齿矫正本身是不会引起牙齿松动和功能减退的。

拔牙矫正后,牙齿排齐了,更易于清洁,反而大大降低了龋齿和牙周疾病的患病风险。所以,只要口腔护理得当,根本不用担心牙齿会变松。

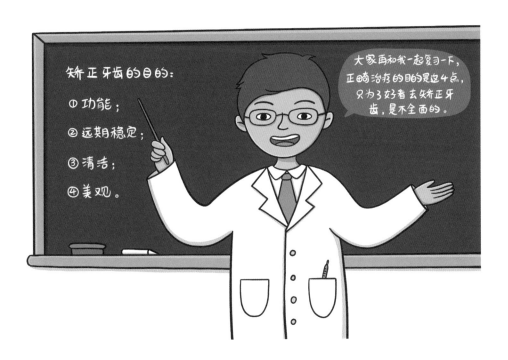

11. 关节和正畸的关系是怎样的?

从学术上来讲，1990年以前分歧很大，一些正畸医生认为矫正可以改善关节症状。但后来研究发现，实际效果并不理想。所以在千禧年左右，国际颞（niè）颌关节大会达成共识，关节和正畸是弱相关关系，即没有必然联系。大家知道，要探讨两个事物的因果关系，先要有相关性，否则无从谈起。举个例子大家好理解，正畸过程中得了阑尾炎，不能说正畸诱发了阑尾炎，这里正畸和阑尾炎就是弱相关关系。

大部分情况是，正畸的过程中关节症状可能会变好，可能会变差，也可能不变。这代表关节该怎么发展还是怎么发展，关节和正畸两者没有相关关系。个别情况下，牙齿咬合有明显的病理性创伤，或明显的咬合干扰，那么在矫正后，咬合改善，关节症状可能会有改善。但这种情况比较少。

正畸过程中，如果出现了关节紊乱症状，还是按照关节的治疗方法去处理就行了。

① 理疗，热毛巾敷或到康复科做电疗。

② 平衡咬合法。嘴里戴平衡咬合板，降低关节囊内压力，症状也会减轻。

大多数情况，是没必要做有创的手术治疗的。

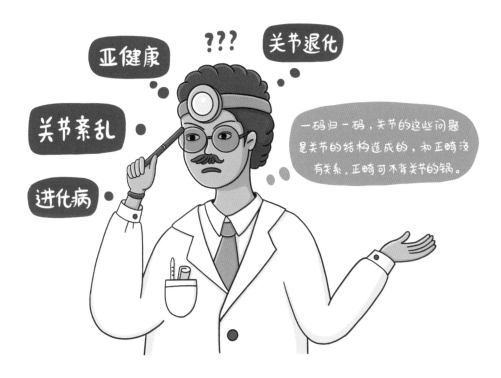

12. 原来我的关节是好的，现在弹响了，是不是正畸做坏了？

不是，正畸和关节是弱相关关系。

关节弹响归于关节紊乱综合征的一种，学名叫颞下颌关节盘可复性前移位，时间久了就会变成不可复性前移位，此时反而弹响消失了。所以，不管是否弹响，都称之为关节紊乱综合征，这可以理解为关节的亚健康状态，还不属于疾病范畴。主要表现为，开闭口暂时受限、筋膜疼痛、关节弹响、张大嘴颏部会歪，这些症状几乎对生活没有实质影响，这一类都统称为关节紊乱综合征。在人群中的发病率很高，占到40%~80%，并且年轻女性好发、冬季好发。即便发作也没有明显诱因，持续1~2个月，又慢慢消失。且有自限性，大部分人在45岁后，症状彻底消失。如果想具体了解自己属于关节紊乱哪一期，可以先到当地口腔医院颞下颌关节科，拍磁共振后，确定关节紊乱的程度和类型。

13. 为什么颞颌关节会有这些症状?

还是那句老话，是演化的结果，用进废退，关节退化了。

和祖先比，现代人全身的关节都在退化，退化最厉害的是膝关节和肩关节。原因有以下几点：①现代人在生长发育期，体格的运动量减少了，关节软骨发育得薄了，不耐磨了；②运动减少后，关节腔隙变小，关节间血供营养减少，修复能力减弱；③成年后，不规则运动增多，不规则磨损增加。原始人不会每天反复做一个动作，比如打电脑，比如低头玩手机。本来现代人的关节较祖先已经退化了，最近还兴起长跑运动，结果笔者的骨科同学，连连叫苦，运动伤太多了。

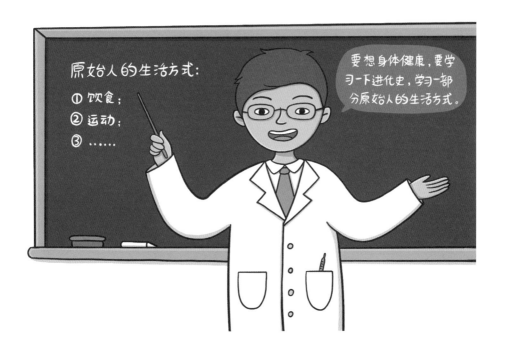

聚焦颞颌关节，这3个原因依然成立。

1. 成长发育期，食物太精细，关节得不到锻炼。所以20年前，日本4~9岁儿童在课间要求每天吃坚果和硬的豆类，就是在刺激骨关节发育。

2. 关节的血供少是必然的，所以冬季关节区要尽量保暖，夏季空调不要太强。

3. 牙齿要早期矫正，7岁要看正畸医生，避免咬合干扰引起的不规则运动。

总之，人类生活水平在提高，但身体是几万年前进化成的结构。所以，像蛀牙、牙齿乱、关节不适都是进化病。再深一步，糖尿病、高血压也是进化病。

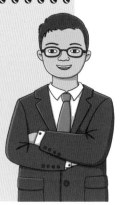

Tips:

关节保健三注意：

① 注意关节区保暖：空调风、车窗风、冬季冷风都是诱发因素。有不适感可以用暖水袋热敷。

② 避免咬硬物，连续10颗大杏仁的咀嚼就可以诱发关节不适。

③ 避免大张口，要控制张口始终在2指以内，大口啃苹果的3指张口要尽量避免

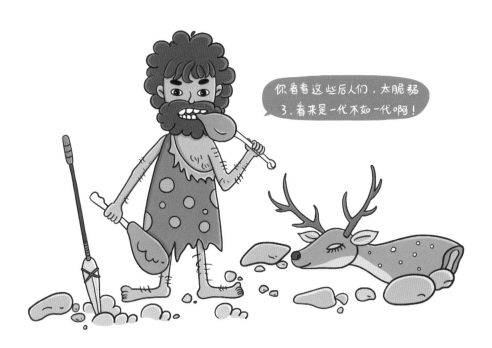

14. 为什么年轻女性好发关节紊乱？
有关节病可以正畸吗？

有学者研究发现，关节问题跟雌激素水平有关，雌激素是促进骨改建的，关节头有软骨，骨改建本身相对活跃。雌激素水平高，会促成改建的速度更活跃，所以年轻女性尤其生育期前后好发关节紊乱。

髁（kē）突的自溶性吸收，是一种关节病，属于疾病范畴，需要拍磁共振并询问病史来确诊。髁突的自溶性吸收病因不明，无法痊愈，只有等关节吸收趋于稳定或停止了才能正畸。而常见的关节弹响等症状被统称为关节紊乱综合征，可以理解为亚健康的状态，不属于关节病。

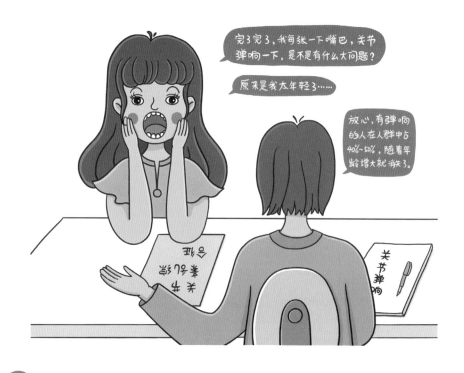

15. 我就上颌的牙齿乱，可以只做一半正畸吗？

临床上，做单颌正畸的比例在1%～2%。需要患者的咬合很稳定，调整之后上下咬合不会有干扰，这种情况才可能做单颌正畸。所以说，98%～99%的患者需要做双颌正畸，因为咬合是相对的，类似于齿轮和齿轮之间的关系。只做单颌很有可能导致将来咬合对不上，所以能否只做一半，需要正畸医生来判断。

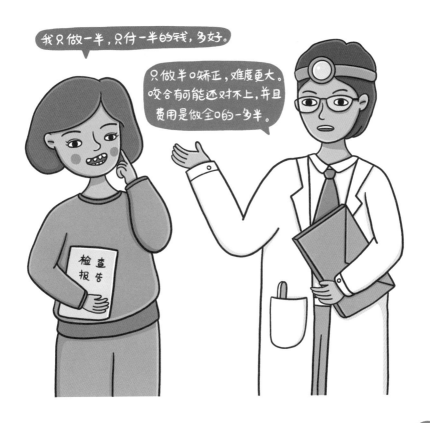

16. 医生，我有烤瓷牙，已经做过根管治疗了，牙齿还会移动吗？

答案是肯定的，会移动。

先来了解一下牙齿移动的机制：在牙齿与牙槽骨之间有一层膜状结构叫牙周膜。牙周膜里有未分化的细胞，只要受到力量刺激后，就会朝两个方向分化，压力侧变成了破骨细胞，张力侧变成了成骨细胞。当正畸医生给牙齿加力之后，牙齿移动的方向就像是从A点到B点，牙齿慢慢靠近B点的一侧骨头就被破骨细胞吃掉了，然后牙齿就被移动到了B点的位

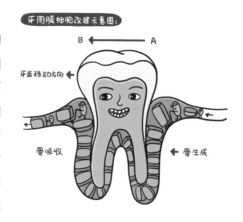

置，A点位置的成骨细胞就像珊瑚一样长出骨头。一侧是骨吸收，另一侧在骨生成，这就是得益于有牙周膜，只要牙周是健康的，那就不影响牙齿移动。做过根管的牙齿，虽然没有了牙神经，但只要牙周健康就可以移动。

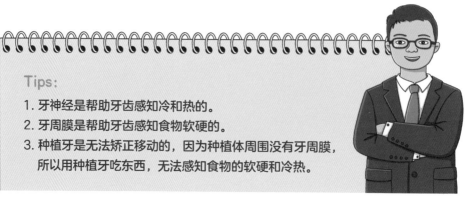

Tips:
1. 牙神经是帮助牙齿感知冷和热的。
2. 牙周膜是帮助牙齿感知食物软硬的。
3. 种植牙是无法矫正移动的，因为种植体周围没有牙周膜，所以用种植牙吃东西，无法感知食物的软硬和冷热。

17. 医生，我有缺牙，可以不种植，直接正畸帮我把缝隙关闭吗？

　　这主要取决于患者的上下牙的拥挤度和匹配度等指标，如果都达标，那正畸医生会采用收缝的方式把缝隙关闭。但如果上下牙的拥挤度和匹配度不足以支撑收缝，那么不能强行关闭，否则咬合会变差，牙齿的功能会更糟糕。这时就要把间隙留到合适的大小进行种植。当然，邻牙的牙槽骨条件也是限定是否可以闭隙的重要因素。

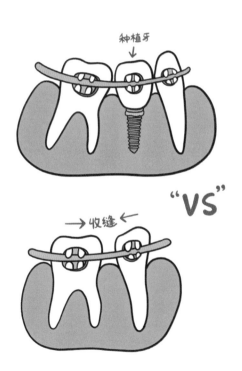

种植牙

"VS"

→收缝←

18. 医生，我有牙周炎，
一定要先治疗牙周才能矫正牙齿吗？

是的。

牙周健康直接影响了牙齿的长期稳定性，牙周是整个口腔健康的关键。如何衡量牙周是否健康呢？这就要看骨头包绕牙根的面积。如果把牙根想象成一个蛋筒，蛋筒下面的锥状体的表面积的多少，决定了牙根的稳定

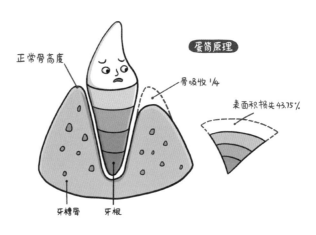

性。牙槽骨吸收就像是蛋筒最宽的那头面积在慢慢丧失，久而久之牙齿使用寿命变短，容易掉落。所以有牙周问题的，一定要先治疗牙周，再做牙齿矫正。

Tips：
1. 有刷牙出血、牙龈上火肿胀、牙龈溢脓、牙槽骨吸收等现象，一定要在系统的牙周序列治疗后。等牙周趋于稳定了，才能开始正畸。
2. 轻度或中度牙槽骨吸收，只要牙周炎症控制好是可以正畸的。
3. 重度牙槽骨吸收以上的情况，要谨慎正畸。

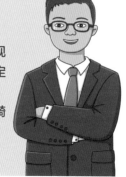

19. 医生，我的牙齿矫正需要多久?

这不是绝对的，需要根据治疗的难度、年龄、矫治器类型，包括患者的配合度来决定治疗需要多久。难度大的可能需要3年多，难度小的可能1年多，但是临床上很少有小于1年的矫正。正常情况下，少年在1.5~2年，成年人在2~2.5年。

如果只论矫治器类型，金属矫治器比陶瓷矫治器快3~6个月，陶瓷矫治器比隐形矫治器快6~9个月。总体来说，金属矫治器比隐形矫治器快9个月左右。个别适应证，隐形矫治器反而比金属矫治器快，但是这种情况比较少。

就配合度而言，配合度高的患者，牙齿矫正时间也相应会缩短。

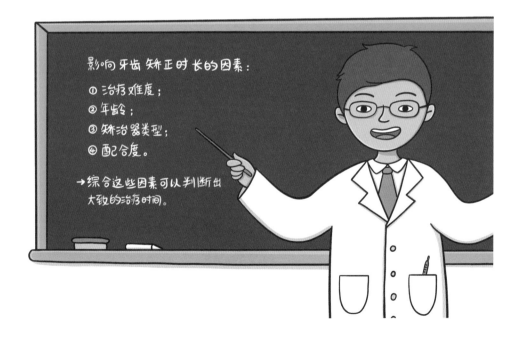

CHAPTER

第 **10** 章

知识 "加餐"

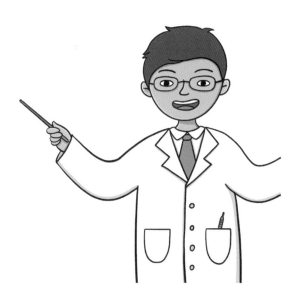

1. 大家想知道全球历史最悠久的两个正畸联盟AAO和WFO的历史吗？

不想知道也得听，因为笔者想讲，哈哈！这两个联盟对每位正畸医生来说意义非凡。

AAO（American Association of Orthodontists），即美国正畸协会是目前全球最大的正畸医生俱乐部，成立于1900年，已经有100多年的历史了。经过官方认证的正畸医生才能达到入会的标准，目前会员已达到19000名。美国为主办国，每年举办一次年会，整个二战期间也没有中断，但是2020年因为疫情关系延期了，原本齐美矫正的冯静博士受邀在2020年AAO主会场发表演讲，非常可惜取消了。其实冯静博士代表国内正畸医生，在2017年已经上台演讲过一次了，这也是AAO对国内正畸医生水平的认可和肯定。

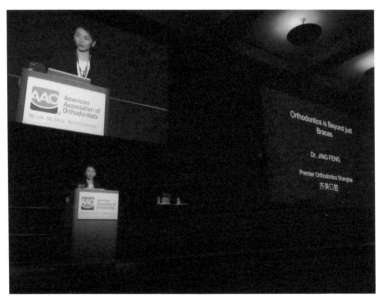

齐美矫正冯静博士受邀在AAO大会上发表演讲

WFO（World Federation of Orthodontists），即世界正畸联盟是第二大的正畸医生联合会，这是一个全球性的组织，每5年举办一次年会，有些类似奥林匹克，开幕式非常隆重，各个国家的正畸医生起立，升各国的国旗。国内正畸医生第一次参加WFO年会，是在2010年，那时国内医生收入普遍偏低，笔者在会场门口吃个9澳币（约42元人民币）的汉堡，都觉得超级贵。所以说，国内的正畸医生走出国门其实是比较晚的，就是近10~15年才有机会。

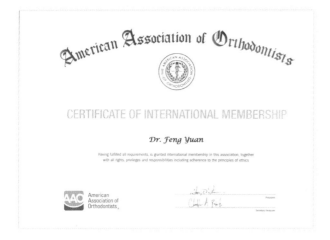

AAO颁发给袁峰医生的认证证书

WFO颁发给袁峰医生的认证证书

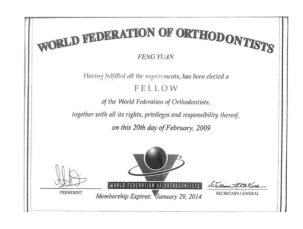

2. 世界最有名的MBT正畸系统，你知道吗？

　　MBT是由3位正畸大师一起研发的，各取了一个姓氏首字母，组成了MBT技术。这3位分别是美国的Mclaughlin医生、英国的Bennett医生和巴西的Trevisi医生。这3位正畸医生不断地总结经验，于1997年通过3M公司正式推出MBT直丝弓矫正器，对传统直丝弓技术进行了改进，化繁为简，至今被广泛应用于正畸临床治疗中。但非常不幸，MBT的Trevisi医生在2021年的新冠疫情中去世，非常可惜。

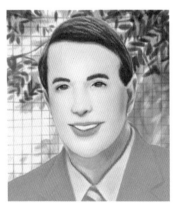 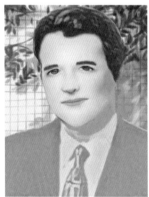 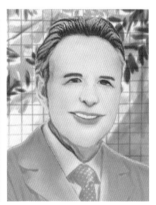

3. 你知道牙齿矫正是什么时候出现的吗?

早在1893年,美国牙医Angle就宣布牙齿矫正技术从其他牙科治疗中分离出来,成为独立学科。

Tips:

20世纪40年代,美国每年有超过1万人做牙齿矫正。

4. 正畸专科诊所和普通牙科诊所做矫正的价格有差别吗？

是有差异的，在美国加利福尼亚州、得克萨斯州或纽约州，在普通的牙科诊所做一口牙齿矫正的费用约是5000美元（约3.2万元人民币），而正畸诊所的收费在7000~9000美元（4.4万~5.7万元人民币），一般会有50%~80%的差异。如果在一位有名的正畸医生的诊所做矫正，可能会达到10000美元（约6.3万元人民币）。在美国中部的州，费用就会便宜一些。笔者查了一下，在克林顿的老家——阿肯色州，在牙科诊所做正畸的费用约是3000美元（约1.9万元人民币），在正畸诊所矫牙的费用则在5500美元（约3.5万元人民币）左右。目前在日本也是这样的，正畸专科诊所的收费普遍比普通牙科诊所收费高50%。

找不同！

看看下面几张照片，有什么差别？你能发现吗？

（答案在下一页）

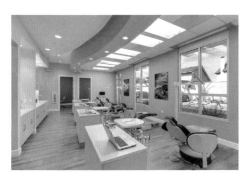
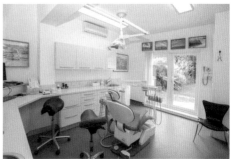
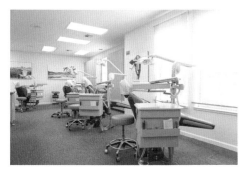
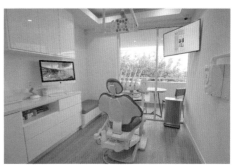
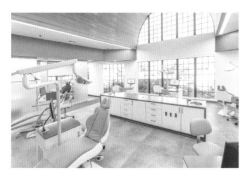
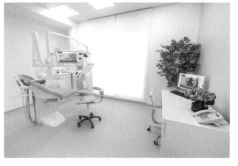

公布答案

正畸专科诊所 （orthodontics office）	普通牙科诊所 （dental office）
开放式区域　团队化操作	单独的诊室　独立医生操作

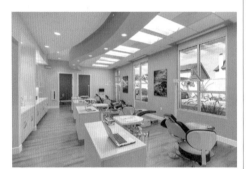 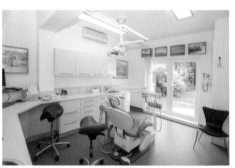

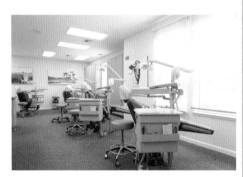 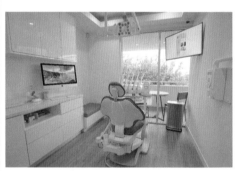

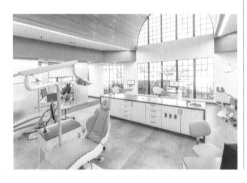 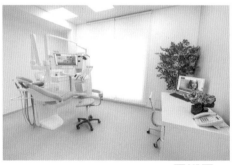

部分正畸专用牙椅是没有漱口盘和灯的。想知道原因吗？请看主编袁峰医生的视频讲解。